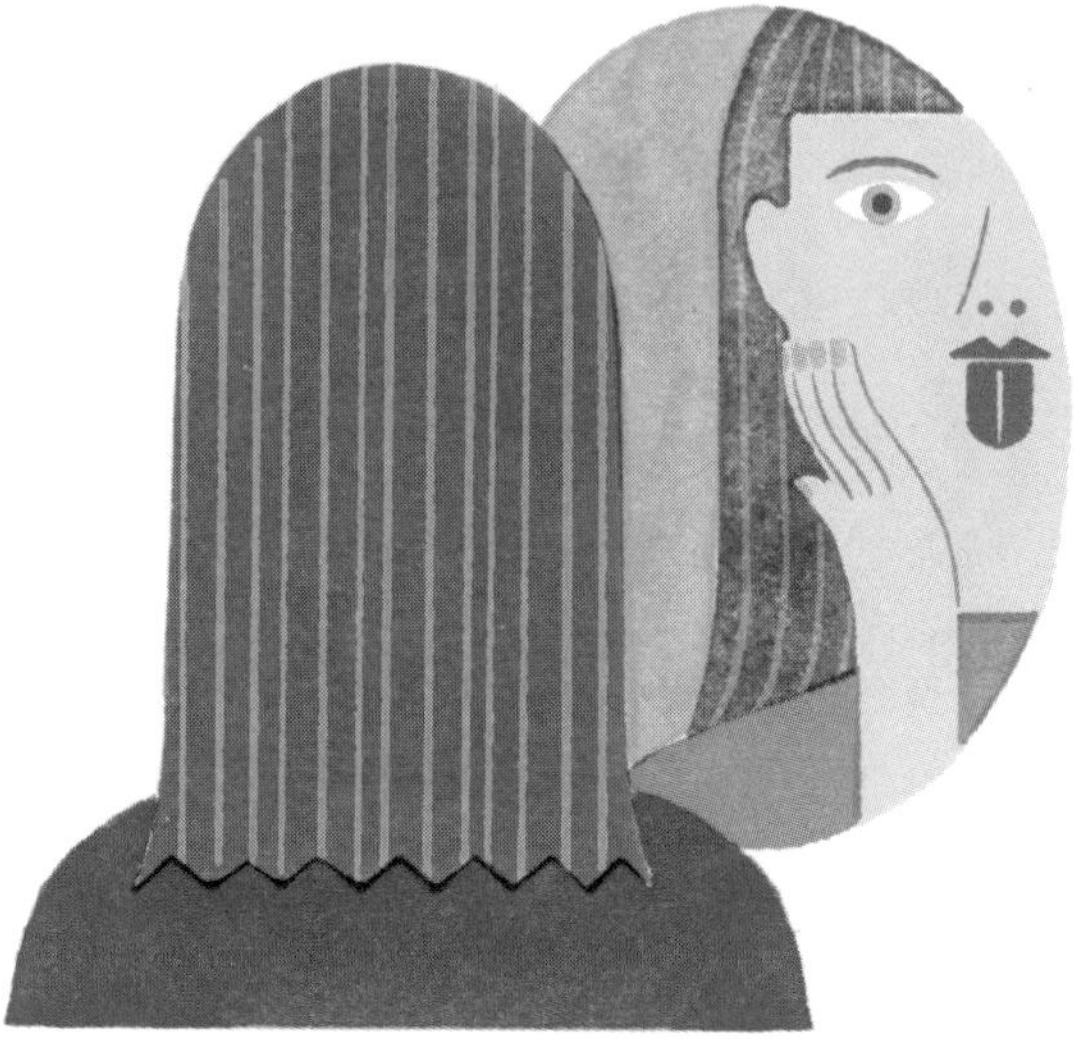

漢方的おうち健診

顔をみるだけで不調と養生法がわかる

漢方家
櫻井大典 著

Gakken

はじめに

こんにちは、櫻井大典です。私は中医学と漢方の専門家として、日々さまざまな体とこころの不調の相談を受けています。突然ですが、鏡でご自分の顔をみながら「あっかんべえ」をしてみてください。

Q まぶたの裏側は赤いですか？それともちょっと白っぽいでしょうか？

まぶたの裏が適度に赤い人は問題ありませんが、白っぽい人は血が足りない状態。目の疲れや髪のパサつき、寝つきが悪いなどの症状はありませんか（詳しくはP39へ）。

Q

舌の色や苔の状態はどんなふうにみえますか？

舌の先だけが赤い人は、夜更かしを続けていませんか。舌先の赤みは、睡眠不足のサインです（詳しくはＰ75へ）。舌の真ん中よりも両サイドが赤いのは、ストレスが溜まっているサイン。今すぐ気分転換が必要です（詳しくはＰ76へ）。白い苔が厚くついていたら、胃腸のお疲れサイン。食べ過ぎ飲み過ぎの自覚があるはずです（詳しくはＰ77へ）。

みなさんはいかがでしたか。日頃から感じている不調や生活習慣の乱れを言い当てられて、ドキッとした方もいらしたのではないでしょうか。

実は顔は、「不調のサイン」をうつし出す鏡のようなもの。顔をみるだけで、体やこころの状態、不調の根本原因はどこにあるのかなど、さまざまなことがわかります。

例えば、家族や友人の顔をみて「顔色が悪いね」と心配したり、自分の顔をみて「目の下のクマが目立つ」「唇の色が暗い」などと感じたことがあると思います。

それを私のような中医学の専門家がもっと細かく診ることを〝望診《ぼうしん》〟といいます。私たちは専門知識と理論をもとに望診を行って判断しますが、理論などを知らなくても、みなさんも無意識のうちに〝望診〟をしているのです。

本書を読むと、普段みなさんが漠然と行っている〝望診〟を少し専門的にできるようになります。顔のさまざまなパーツや爪をみてその変化を観察することで、なぜそれが起こっているのか、どんな不調や異常のサインなのかを判断できるようになってきます。

また、自分の体質や気をつけたい病気までわかります。西洋医学の病名がつく前の〝未病〟を発見したり、いつも悩まされている「なんとなく不調……」の根本原因や改善に役立つ養生法を知ることもできます。

自分で自分の体調や気分を把握し、ある程度コントロールできるということは、今の時代にとても必要な力です。未曾有のウイルス感染症の流行をきっかけに、すべてを医者まかせ、薬頼みにするのではなく、自分の体のことをもっと自分で理解したい、守りたいと考える人が増えていると感じます。

本書はそんな方の助けになるはずです。

中医学、いわゆる東洋医学の知恵を使って顔をみると、自分の体が今どんな状態か、なぜその症状が出ているのかが想像以上によくわかります。さらにその症状をやわらげ、改善する養生法もさまざまにあります。ほんの少し知識があるだけで、何か不調が出ても慌てなくてすむのです。

体とこころは、自分で整える。小さな不調であれば、養生で改善していく。それを目指してみませんか。

そのために本書では、東洋医学の基礎の話も少し詳しくご紹介しています。

東洋医学には体質のタイプ分けの方法がいくつもありますが、この本では「五臓《ごぞう》（肝《かん》・心《しん》・脾《ひ》・肺《はい》・腎《じん》）」をベースに不調の原因をひも解きます。よく耳にする「気血水《きけつすい》」も、この「五臓」と深く関わっています。詳しい説明は、「序章」

と「2章」をお読みください。

これらのことを知っていると、より正確に望診ができます。もちろん、一度にすべて理解する必要はありません。はじめはとにかく顔や爪をみて、「1章」を参考にしながら当てはまる症状の対策をするだけでも十分です。続けるうちに、自分の体質やよく出る症状がわかるようになってきます。そうやって自分の体に興味を持ち、観察すること、少しでも早く不調に気づき、自分でコントロールできるようになることが大切なのです。

この本を手に、おうちでセルフ健診をしてください。まいにちの習慣にすれば、病気のサインに気づくことができたり、慢性的な不調が解消したりするはずです。ぜひ今日から、あなた自身が〝あなたの主治医〟になりましょう。

目

こころの元気度と「肝」の状態がわかる …32

口

胃腸の調子と「脾」のトラブルがあらわれる …54

舌

体全体が今どんな状態かを教えてくれる体内の窓口 …70

歯・歯ぐき　生命力の強さ、弱さと「腎」「脾」の状態がわかる…90

鼻　呼吸器のトラブルと「肺」の状態がわかる…100

顔全体　体全体の健康状態と「肺」の調子がわかる…110

髪・頭皮　血の状態の良し悪しと「腎」の弱りがあらわれる…132

2章 自分の体質を知って五臓をいたわろう

3章 《まいにち》&《緊急》の不調も養生で改善しよう

《まいにち》

《緊急》

本書で紹介している養生法を実践するにあたって不安や疑問がある場合は、かかりつけ医や専門家へ相談してください。特に、持病がある方、妊娠中・授乳中の方、病気や怪我の治療中の方、食物アレルギーのある方は、事前に医師の判断を仰いでください。

序章

おうち健診をはじめる前に

~中医学の基本の「き」~

おうち健診はじめの一歩

おうちでのセルフ健診（望診《ぼうしん》）を始める前に、中医学の基本となる考え方について、ごく簡単にお伝えしておきましょう。

この本では、「気血水《きけつすい》」や「五臓《ごぞう》（肝《かん》・心《しん》・脾《ひ》・肺《はい》・腎《じん》）」という中医学の概念をもとに、あなたの顔や体に出ている状態から、不調の根本原因や隠れた病気のサインを読み解いていきます。ですから、このふたつの考えを知っておくと、おうちでのセルフ健診により役立つのです。

もし「う、なんか難しそう……」と感じたなら、とりあえずは読み飛ばしても大丈夫。「とにかくそういうものが私たちの体の中にはあって、健康を司っているらしい」と思って進んでください。

心身が健康で不調がまったくなければ、「気血水」が体の中に十分にあり、滞りなく巡っていて、「五臓」がすべて元気に働いている状態です。とはいえ、そんな人はなかなかいません。私自身も、五臓の中に弱い部分があります。でも、そのことを理解しているので、自分に合った養生ができるのです。

鏡で顔をみたとき、本書で紹介している状態に当てはまるなら、「気血水」や「五臓」のいずれかが調子を崩しているサインです。「どこも悪いところがない」というのはとても難しいことですが、できるだけそれぞれがよい状態になることを目指して、体を整えていきましょう。

気《き》血《けつ》水《すい》って何？

気血水とは、私たちの体をつくっている構成要素で、生きていくために欠かせないものです。

「気」は体を動かす生命エネルギー、「血」は全身を巡り栄養を与える血液や栄養分、「水」は体を潤し老廃物を排出する血以外の体液で、3つが「過不足なくちょうどいい量、きれいな状態で、スムーズに流れている」のが健康な状態です。

いずれも食べ物や生活習慣の影響を強く受けるので、食べ物や生活習慣が偏れば、不足したり過剰になったり、ドロドロになって滞ったりと、量も質も変化します。

生命エネルギー

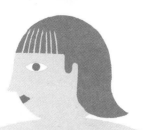

目にみえないけれど大切なエネルギー源。体に栄養を与える、体そのものや臓器などを動かす、温める、外敵から体を守るなど、さまざまに働く。

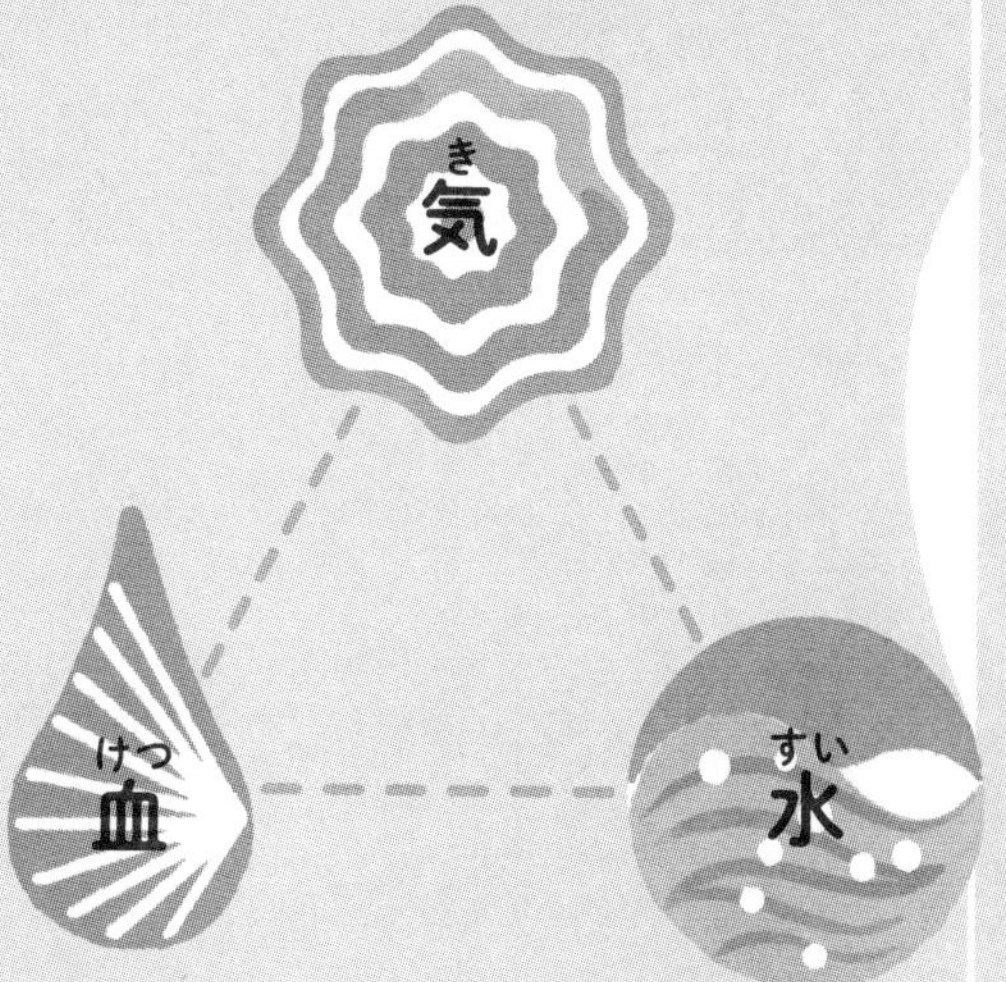

血液や栄養分

いわゆる血液など、血管内を流れる赤く栄養のある水分のこと。全身を巡って各部に栄養や潤いを与える、精神を安定させるなどの働きを持つ。

潤い成分

血以外の汗や唾液、リンパ液、胃液といったすべての体液のこと。主な働きは体内を潤すことと、水分バランスを調整すること。津液《しんえき》とも呼ばれる。

私たちの
体をつくっている
気血水《きけつすい》の働き

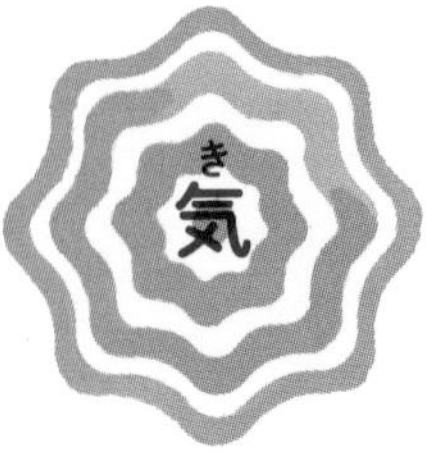

働き

・体の各部に栄養を与える
・体を動かし、臓器を働かせ、血《けつ》を巡らせる
・体を温める
・体を外敵から守る
・体のパーツや内臓の位置を保つ、汗や尿の漏れを防ぐ
・食べたり飲んだりしたものを血や尿に変える

足りない＆流れが悪いと、こんな不調が！

不調

疲れやすく、元気が出ない／冷え性に悩まされる／風邪をひきやすくなる／食欲がない、胃がもたれる／汗が止まらない／下痢と便秘を繰り返す／イライラしたり、落ち込んだりする／よくため息をつく／膨満感がある／ゲップやおならがよく出る

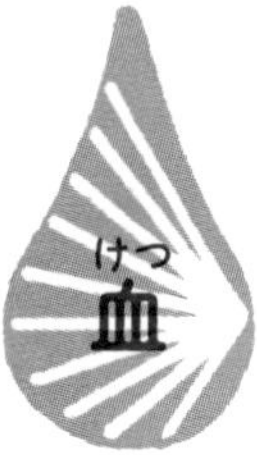

働き

・体の各部に栄養を与え、
　全身を潤す
・メンタルを安定させる

不調

髪がパサパサしてくる／疲れ目がひどくなる／爪が白っぽく割れやすい／寝つきが悪くなる／集中力が低下する／シミやそばかすが増える／目の下にクマができる／特に腰周りが冷える／肩こりや頭痛、生理痛が重くなる／静脈瘤《じょうみゃくりゅう》や筋腫《きんしゅ》などができる

足りない＆
ドロドロだと、
こんな不調が！

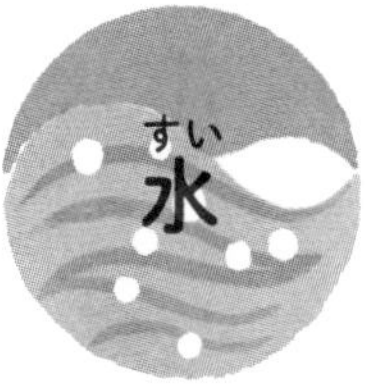

働き

・体の中を潤す
・関節をスムーズに動かす
・体内の熱や興奮を抑える

不調

肌が乾燥してツヤがない／のどが異常に渇く／ほてりやのぼせが起きる／便秘になる／寝汗をたくさんかく／顔や手がむくむ／軟便、下痢になる／鼻水、痰《たん》、おりものが多い／吹き出物ができる／雨の日に体調が悪くなる

足りない＆多い
＆ドロドロだと、
こんな不調が！

五臓《ごぞう》って何？

五臓とは、私たちの体を生かして動かしていくための働きや機能を、5つに分けて呼んだもの。

肝《かん》、心《しん》、脾《ひ》、肺《はい》、腎《じん》という5つの臓腑《ぞうふ》があります。

西洋医学とは少し異なり、例えば「肝」であれば、〝肝臓〟のように臓器のみを指すのではなく、その臓器の働きや機能まで含んだ概念です。

それぞれに「自分の仕事はこれ」という役割を持っています。5つはつながっていて、それぞれが隣の臓腑に影響を与えます。また、別の臓腑の働きを促したり、逆に働きを抑えたりすることもあります。

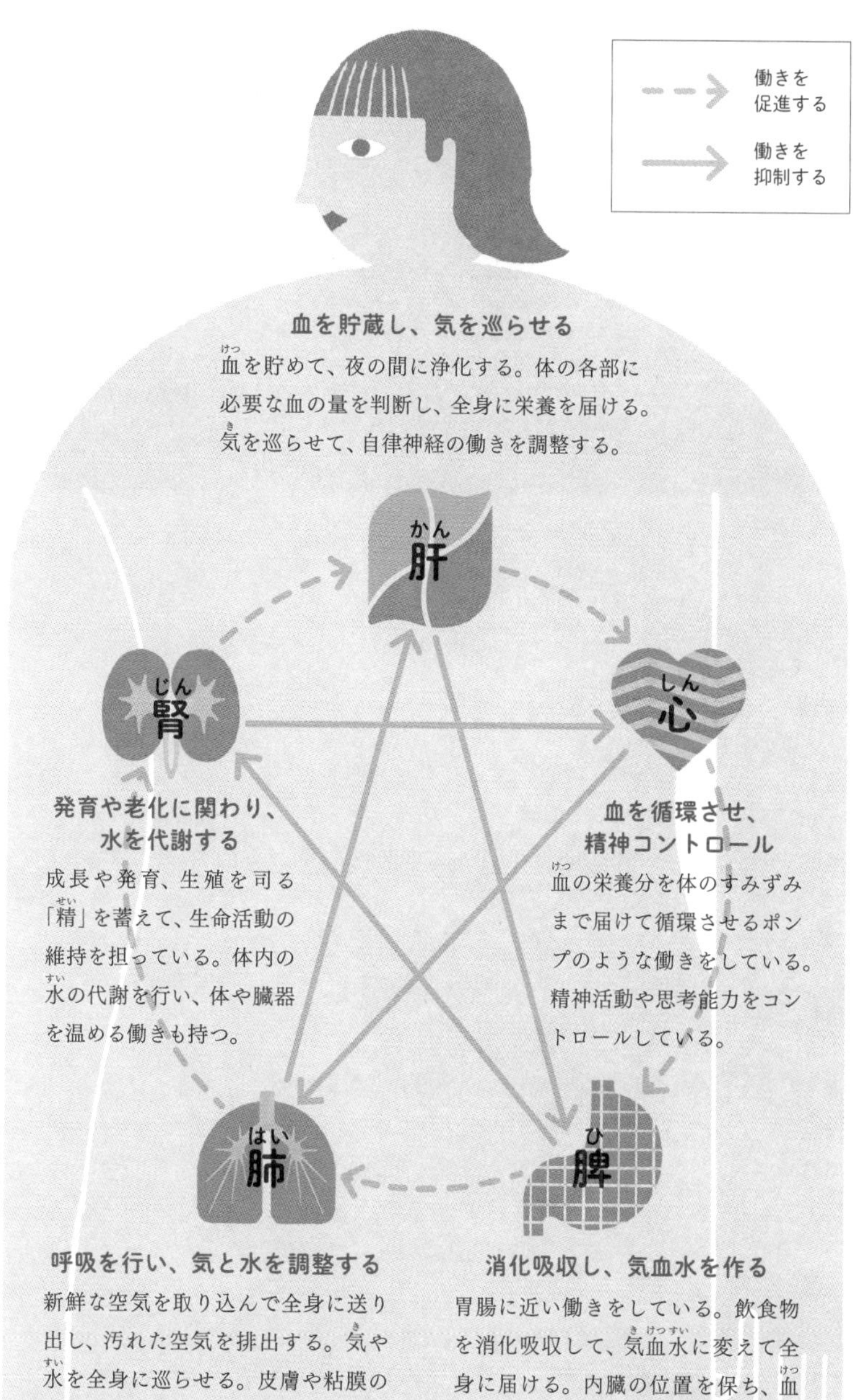
働きを促進する
働きを抑制する
血を貯蔵し、気を巡らせる
血《けつ》を貯めて、夜の間に浄化する。体の各部に必要な血の量を判断し、全身に栄養を届ける。気《き》を巡らせて、自律神経の働きを調整する。
肝《かん》
心《しん》
腎《じん》
発育や老化に関わり、水を代謝する
成長や発育、生殖を司る「精《せい》」を蓄えて、生命活動の維持を担っている。体内の水《すい》の代謝を行い、体や臓器を温める働きも持つ。
血を循環させ、精神コントロール
血《けつ》の栄養分を体のすみずみまで届けて循環させるポンプのような働きをしている。精神活動や思考能力をコントロールしている。
肺《はい》
脾《ひ》
呼吸を行い、気と水を調整する
新鮮な空気を取り込んで全身に送り出し、汚れた空気を排出する。気《き》や水《すい》を全身に巡らせる。皮膚や粘膜のバリア機能とも関係している。
消化吸収し、気血水を作る
胃腸に近い働きをしている。飲食物を消化吸収して、気《き》血水《けつすい》に変えて全身に届ける。内臓の位置を保ち、血《けつ》が血管から漏れ出ないようにする。

私たちの
体を動かしている
五臓《ごぞう》の働き

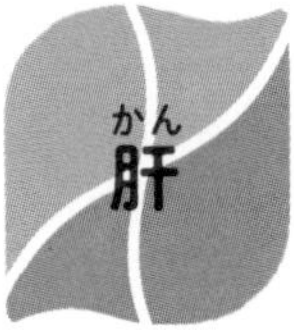

働き

- 血《けつ》を貯めて、浄化する
- 血の量を調節し体の各所に分配する
- ストレスに対処する
- メンタルを安定させる
- 消化器系を正常に保つ
- 気《き》を全身に巡らせる

弱るとこんな不調が！

不調

目や爪にトラブルが出る／足がつる／情緒不安定になる／食欲不振、胃痛が起こる／体がこわばる／頭痛やめまいが起こる

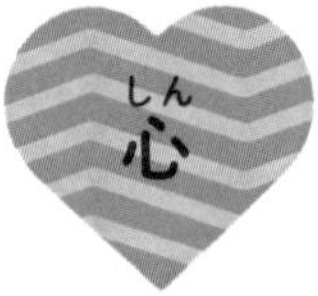

働き

- 血《けつ》を作り、全身に循環させる
- 精神のバランスや意識、嬉しい、悲しいなどの感情をコントロールする
- 五臓を統括する役割を担う

弱るとこんな不調が！

不調

息切れや動悸《どうき》がする／不安な気持ちになる／うつろな表情になる／眠りの質が悪くなる／末端冷え性になる／興奮する、のぼせる／イライラしやすくなる／忘れっぽくなる

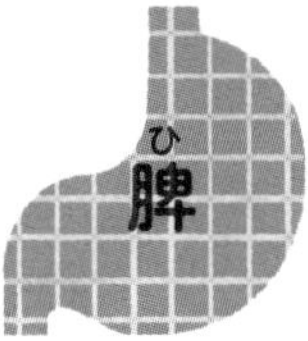

働き

- 飲食物から得た栄養から、気血水《きけつすい》を作る
- 飲食物から作った水《すい》の吸収と運搬を行う
- 飲食物から作った気《き》や血《けつ》を体の上部（肺や心など）に送り、全身に巡らせる
- 内臓の下垂を防ぐ
- 血が血管から漏れ出ないようにする

弱るとこんな不調が！

不調

太ったりやせたりする／食後に眠くなる／顔がむくむ／下痢や軟便になる／疲れやすく、気力が出ない／あざができやすくなる

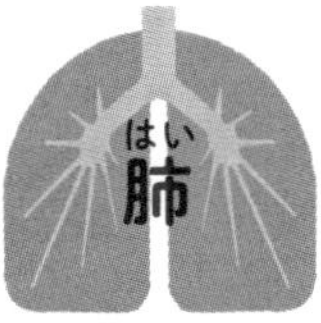

働き

- 外部の新鮮な空気を取り込み、気《き》を作る
- 体内の汚れた空気を排出する
- 潤いや栄養を分配・調節して全身に運ぶ
- 外敵の侵入を防ぎ、体を守る
- 皮膚の機能をコントロールする

弱るとこんな不調が！

不調

咳が出る／疲れやすくなり、息切れする／体温調整がうまくいかなくなる／アレルギー症状が出る／風邪をひきやすくなる／全身がむくむ／肌トラブルが出る／声がかすれる

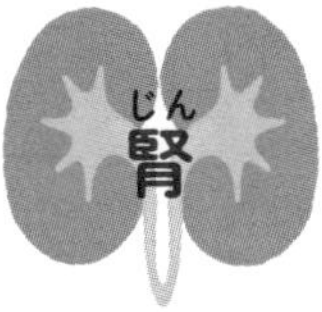

働き

- 成長や発育、生殖を促す
- 生命活動を維持する
- 水《すい》を代謝し、不要物は尿として排泄する
- 体や臓器を温める
- 外部の新鮮な空気を取り込む

弱るとこんな不調が！

不調

腰痛に悩まされる／足腰が弱くなる／筋肉や骨が衰える／精力が減退する／不妊につながる／足がむくみ、下半身が冷える／のどや口が渇く／尿量が増えたり減ったりする

気血水《きけつすい》と五臓《ごぞう》の相関図

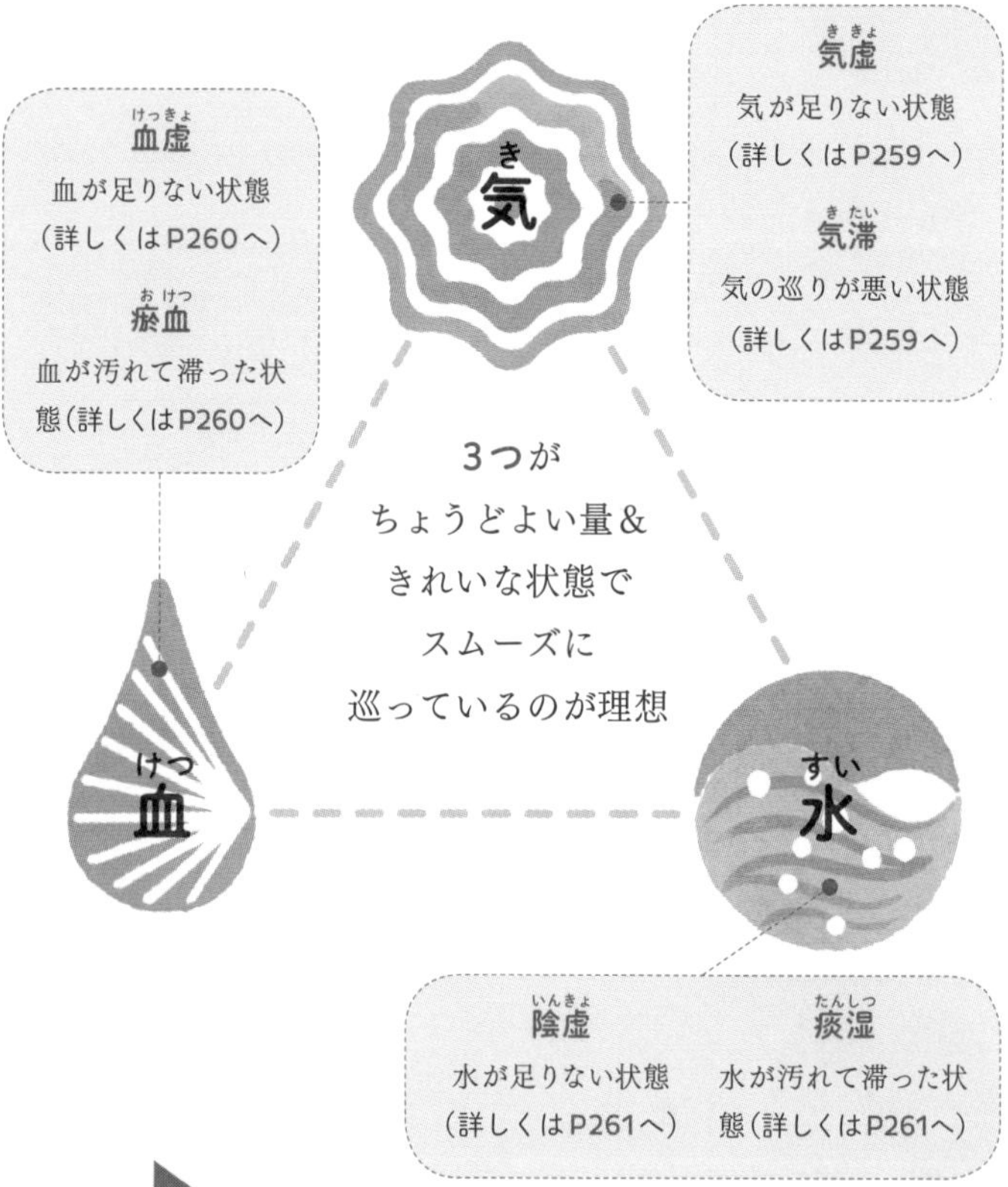

血虚《けっきょ》
血が足りない状態
（詳しくはP260へ）
瘀血《おけつ》
血が汚れて滞った状態（詳しくはP260へ）
気《き》
気虚《ききょ》
気が足りない状態
（詳しくはP259へ）
気滞《きたい》
気の巡りが悪い状態
（詳しくはP259へ）
3つが
ちょうどよい量&
きれいな状態で
スムーズに
巡っているのが理想
血《けつ》
水《すい》
陰虚《いんきょ》
水が足りない状態
（詳しくはP261へ）
痰湿《たんしつ》
水が汚れて滞った状態（詳しくはP261へ）

五臓が気血水を作り巡らせる

漢方診断でよく聞く上記の言葉は、気血水の状態から判定した体質をあらわしています。代表的なものが上の6つです。

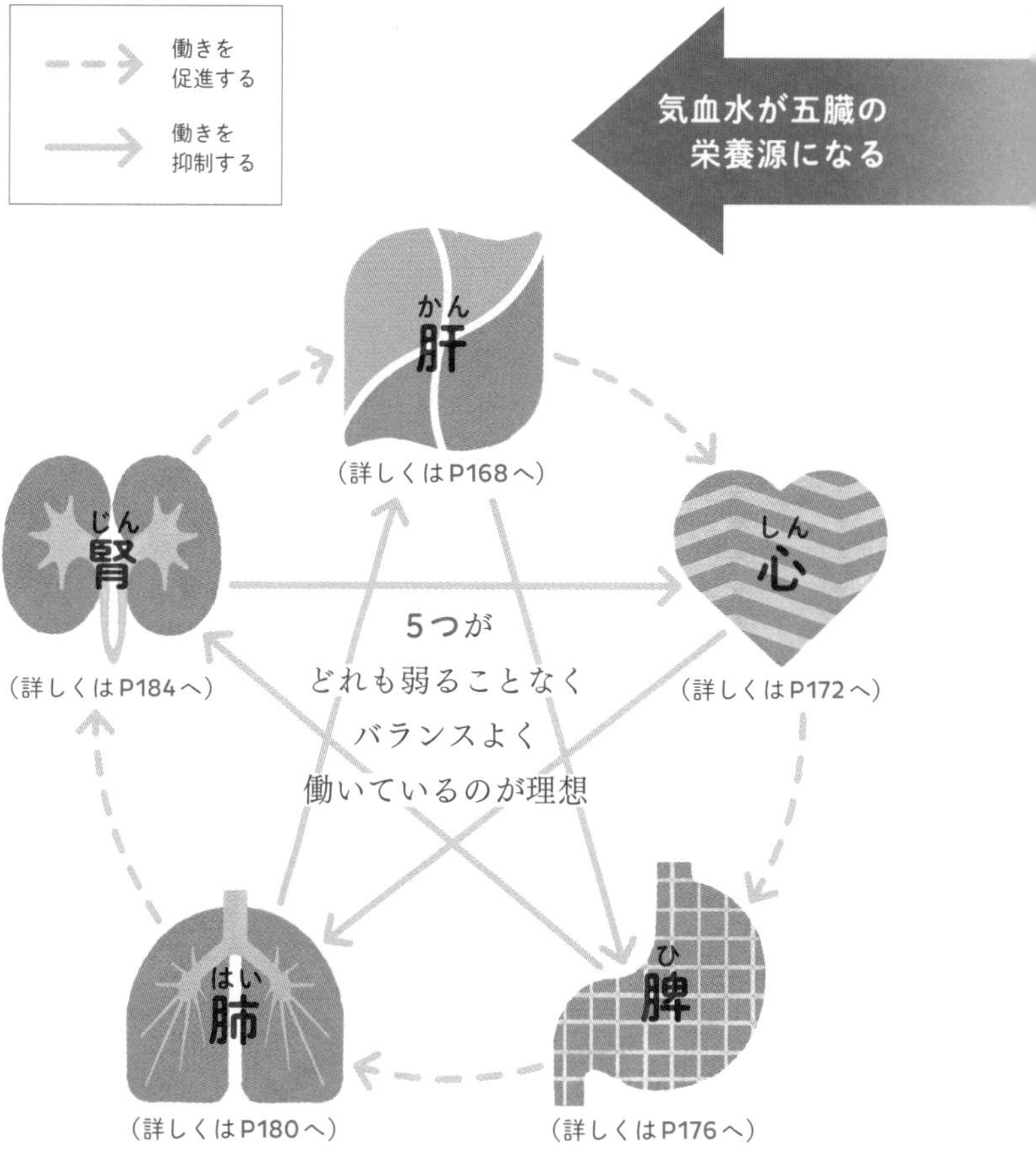

五臓が気血水を生み出して巡らせ、気血水は五臓を動かす栄養源になるという相関関係。
あなたが何か不調を感じるときは、気血水のいずれかが足りない、流れが悪くなっている、または、五臓のいずれかが弱っていて気血水が作れない、などの理由が考えられます。

column

❶

その人に合った解決策を導き出し病気未満でも対処できるのが東洋医学

東洋医学と現代の西洋医学の違いとは何でしょう。歴史的に古いのは東洋医学ですが、そもそも東洋医学の延長線上に西洋医学ができたわけではなく、まったく別の概念です。

一番の違いは、西洋医学では常にひとつの答えが正しいとされるのに対し、東洋医学では回答がいくつもあり得る点です。

例えば、「生理痛」というひとつの症状をふたりの人が抱えていた場合、西洋医学では同じ薬で対処します。一方、そもそもの体質や食事、生活習慣などが違うのだから、その人に合わせた対処法をと考えるのが、東洋医学です。

また、西洋医学では検査数値やレントゲンで病名が明らかにならないと、治療は困難を極める場合があります。けれど、東洋医学には「未病《みびょう》」という考え方があります。未病とは、「病気ではないけれど、なんとなく不調……」という状態を指し、この段階であってもさまざまなアプローチが可能なのです。

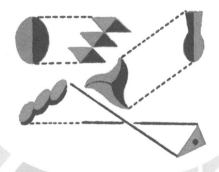

1章
顔をみて不調のサインに気づこう

◎「目の下にクマがある」などの状態の下にある11のアイコン（肝・心・脾・肺・腎・気虚・気滞・血虚・瘀血・陰虚・痰湿）のうち、色がついているものはその状態に関わりの深いタイプです。体質を知る参考にしてください。

肝 心 脾 肺 腎
気虚 血虚 陰虚
気滞 瘀血 痰湿

◎各状態の養生に適した食材は、P262のおすすめ食材一覧表もご参照ください。

鏡で自分の顔をみる「おうち健診」をまいにちの習慣に

では、実際におうち健診＝自分でできる望診《ぼうしん》を始めてみましょう。

望診とは、中医学で体の状態を判断する診断方法のひとつです。中医学の理論に基づいて、顔の色や肌の調子、目や口の周りの状態、舌の色や形などをみて、その人の体質や今の体の状態、場合によってはこころの状態も判断できます。

私たち専門家は、歩き方や姿勢など全体の雰囲気も望診しますが、みなさんが自分で行う場合はそこまでしなくても大丈夫。本書では、望診の知識がない方でもセルフチェックしやすい部位・状態を紹介します。鏡で顔をみながら、当てはまるものがないかをチェックしてください。

どこからみればいいか迷ったら、まずは2週間、舌を観察しましょう。睡眠不足の日、前日に飲み会があった日など、体調や食事の内容によって舌の色や苔の状態がかなり変化することに驚くはずです。

●望診《ぼうしん》のコツ●

朝でも夜でもいいので、まいにち同じ時間に、同じ場所、同じ光量の条件でみてみましょう。条件が変わってしまうと、変化を正しく把握することができません。歯磨き前、メイク前など、鏡に向かうタイミングで習慣化しましょう。見慣れるまでは、スマートフォンのカメラ機能などで写真を撮っておくと比較しやすいです。

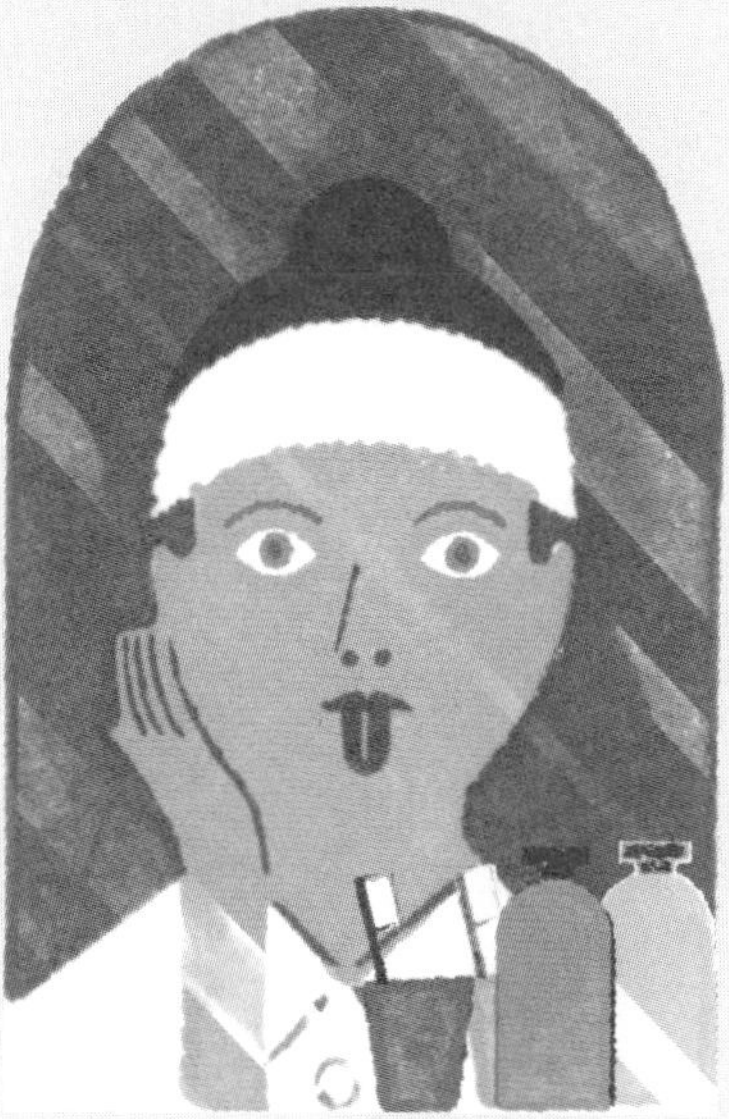

※注意点

(舌で望診を行う場合は、正確に判断しにくい以下のタイミングは避けましょう)

- 寝起き(舌の苔が厚くなりがち)
- 食後15分以内(舌の赤みが強くなりがち)
- 色の濃い飲食物を摂った後(カレー、コーヒーなどは色が残る場合がある)

目

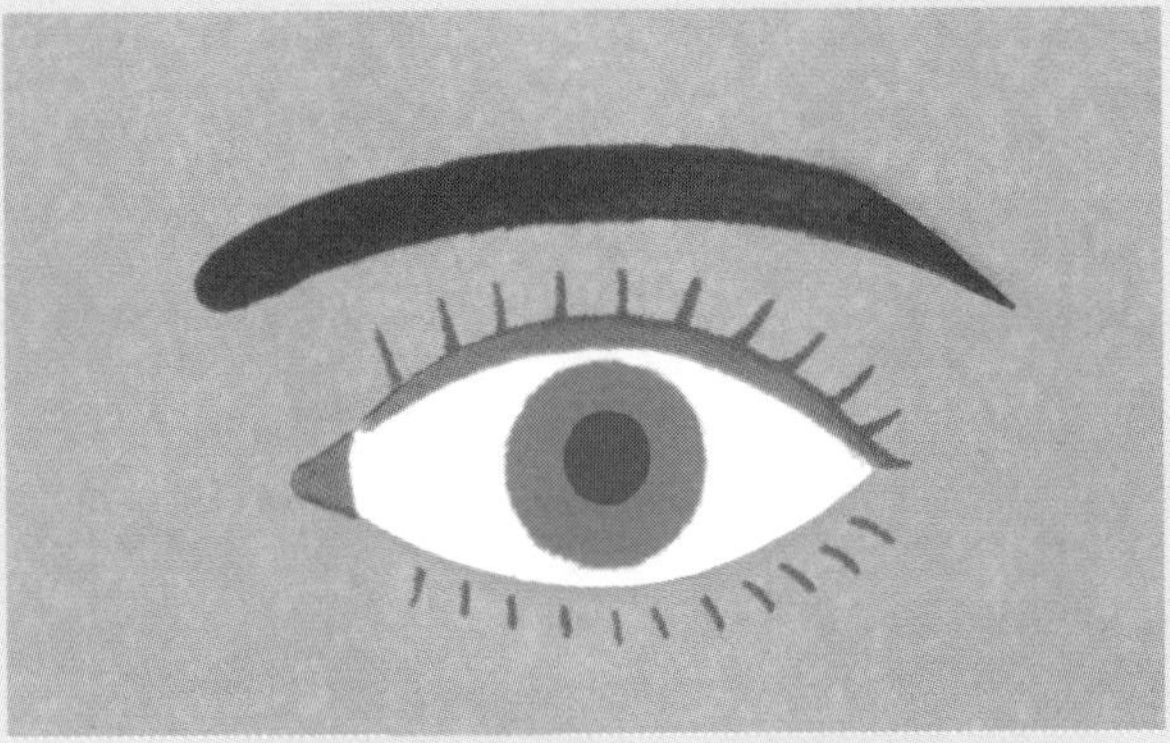

こころの元気度と「肝」の状態がわかる

瞳が輝いている、目がうつろなどと表現されるように、目には生命力が宿ります。目に力と光があり、輝いていれば「有神《ゆうしん》」、「精神（神）がいる」と考え、心身ともに健康と判断します。ですが、光や力がない目をしているときは「無神《むしん》」で「精神（神）がいない」状態。メンタルの調子が崩れているサインです。

目は物や風景をとらえ、脳を通じて外部からの情報を常に処理しているのですが、その活動のエネルギー源は気血水《きけつすい》の「血《けつ》」です。その血が蓄えられる場所が五臓《ごぞう》の「肝《かん》」なので、目と肝が深く関わっていると考えます。つまり、目を使い過ぎると血を消耗させることになるので、目も弱るし肝も弱るというわけです。

まず、目に疲れや乾燥、かゆみなどがなく、対象をはっきりみられていて正常に動いていれば、肝も正常と判断します。目に何かしらの異常があるなら、肝が弱っている可能性が高いと考えます。

また、肝はストレスを処理する働きもしているので、強いストレスがかかるとまず肝が弱り、その結果、目に症状があらわれることもあります。目が充血したり、まぶたがピクピクと痙攣《けいれん》したりするのは、その顕著な例です。

目の下にクマがある

肝	心	脾	肺	腎
気虚	血虚	陰虚		
気滞	瘀血	痰湿		

汚れた血液が滞っているサイン 放っておくと大変なことに!?

目の下のクマの原因で第一に思い浮かぶのは、睡眠不足でしょう。中医学でも、「血《けつ》は睡眠中に肝《かん》に戻って浄化される」と考えられており、睡眠不足になると「瘀《お》血《けつ》（ドロドロの汚れた血）」が体内に滞ることになります。目の下の皮膚は薄いため、その血液の色がクマとしてあらわれるのです（❶）。睡眠不足の自覚がある人は、とにかく早く寝て肝をいたわり

◎食の養生

❶の場合

黒豆：血を補って流れを促し、全身に血を巡らせてくれる。冷えからくる不調の改善にも。

青魚：いわし、かんぱち、さんま、さば、かつおなどの青魚全般は、血流をよくする成分が豊富。

❷の場合

黒米：栄養素や抗酸化成分が豊富な古代米。腎を補ってくれるほか、眼精疲労などの目の弱りも改善。

ナッツ、豆類：栗、くるみ、松の実など。生命力のかたまりの種の部分なので、腎と同じ役割を持ち、その働きをサポート。

ましょう。

　睡眠不足以外にも、お酒をよく飲んだり、偏食したりしていませんか。冷えやストレスはないでしょうか。これらも血の巡りを悪くし、瘀血の原因になります。目の下のクマ以外にも、生理痛がひどい、唇や歯ぐきの色が紫っぽいなどは、典型的な瘀血の症状。中医学では「瘀血は万病のもと」とされ、あらゆる病気につながると考えます。睡眠不足ではないのにいつもクマがある人は、体中の血流が悪くなっている可能性も。放置せず食や運動などで対策しましょう。

　さらに、腎《じん》の弱りも考えられます（❷）。腎は生命活動を維持する働きをしているので、腎が弱る＝老化です。また年齢に関係なく、激しいダイエットやショックな出来事でも腎は弱ります。クマが気になるときは、体やこころに負担をかけ過ぎていないか、日々の生活を見直してみましょう。

◎暮らしの養生

❶❷の場合
体をしっかり動かす：ストレッチやヨガ、太極拳など、呼吸法を大事にする運動はストレス対策に効果的。ウォーキングや軽いランニングなら、血流を促しながら腎を元気に保てる。

◎押すとよいツボ

❶❷の場合
承泣（しょうきゅう）：瞳孔の真下の骨の上。眼精疲労全般に効果が期待できる。薬指などでやさしく15秒ほど押そう。

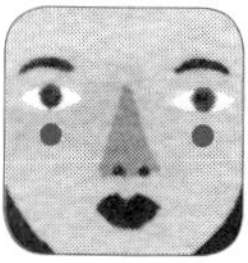

まぶたがむくんでいる

肝 心 **脾** 肺 **腎**
気虚 血虚 陰虚
気滞 瘀血 **痰湿**

水分の摂り過ぎだけでなく
胃腸も弱っているのかも

朝起きたらまぶたがむくんでひどい顔に……という経験をしたことのある人、多いと思います。前夜の飲み会でお酒をたくさん飲んだ場合ももちろんむくみますが、お酒でなくても、日常的に水分を多く摂っているなら、むくむ可能性があります（❶）。思い当たる人はまず飲み物の摂り過ぎを控え、のどが渇いたときだけ飲むようにしてみましょう。

◎食の養生

❶の場合

あずき：体内の余分な水分を排出する利尿作用が高く、煮汁はひどいむくみや二日酔いにも効く。

はとむぎ茶：「飲む化粧品」とも呼ばれるほどの栄養価と高い利尿作用を持ち、むくみに最適。

❷の場合

いも類：じゃがいも、さつまいも、さといもなどのいも類は、胃腸にやさしく消化もしやすい。

油・甘・辛を避ける：胃腸が弱っているときは何か特別な食材を足すより、油っこいもの、甘いもの、辛いものを避けることを優先して。

また、ついつい夜中にお菓子やインスタント食品をたくさん食べがち、仕事で難しい案件を抱えていてストレスが多い、といったことはないですか。暴飲暴食や強いストレスで胃腸が疲れてしまっていても、むくむ可能性があります（❷）。

胃腸を司る脾《ひ》は、吸収した水分を全身に分配することで体の水はけをコントロールしています。だから、脾が弱ると水分代謝がうまくできず、むくんでしまうのです。そういう人は、お腹からポチャポチャと音がするかもしれません。下痢や軟便がある、あまり食欲がわかないという場合も、胃腸が弱っているサインです。

思い当たる人は刺激物や油っこい食べ物を控え、消化のよいものを食べましょう。食生活を改めないと、雨の日や夏場など湿気の多い日に、手足や頭が重だるくなる、頭痛がするといった症状につながる可能性もありますよ。

◎暮らしの養生

発汗を促す：運動で体を動かしたり、入浴などで軽く汗をかいたりして、ちょっと体の水分をしぼろう。ただし、汗をダラダラかくような長時間の入浴やホットヨガ、サウナや岩盤浴は、疲労と倦怠感が強くなる可能性もある。体力が落ちている場合は要注意。

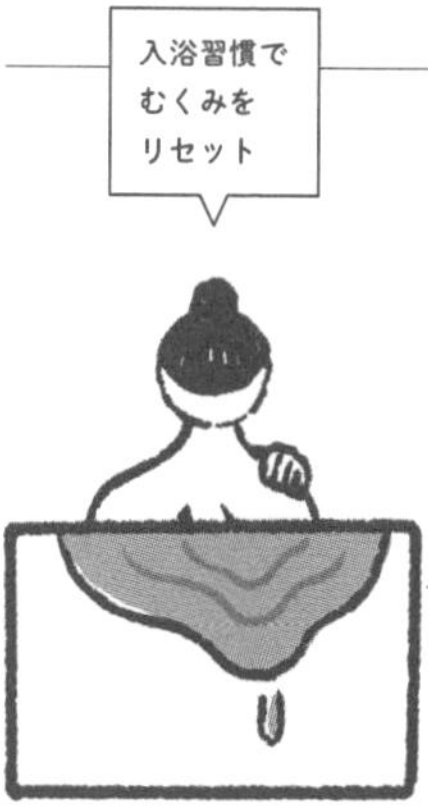

まぶたがくぼんでいる

肝	心	脾	肺	腎
気虚	血虚	陰虚		
気滞	瘀血	痰湿		

腎の弱りで老化が加速しているかも

老けた印象を与えるまぶたのくぼみの原因は、腎《じん》の弱りと体内の水分が足りないことです。体内の7割が水分といわれる赤ちゃんは、まぶたがくぼんでいませんよね。加齢は避けられませんが、腎は生命力の源なので、過度な負担をかけ続けていると老化と弱りを加速させてしまいます。1日中、座りっぱなしの人、忙しくて睡眠不足が続いている人などは要注意。腎をいたわって若々しさを取り戻しましょう。

◎食の養生

黒いもの：黒米、黒豆、黒ごま、黒きくらげ、海藻類、プルーンなどの黒い食べ物は、腎をいたわってくれるのでおすすめ。

ぬるぬるしたもの：いか、たこ、山芋などのぬるぬるした食材も腎によい。昆布やわかめは黒くてさらにぬるぬるしているので最適。

◎暮らしの養生

足腰を動かす：デスクワークの合間に足上げを行う、できるだけ階段を使うなど、ちょっとした運動を習慣にしよう。ただし、激しい運動は、体力の消耗になるので避けて。

まぶたの裏が白っぽい

肝　心　脾　肺　腎
気虚　血虚　陰虚
気滞　瘀血　痰湿

貧血状態を知らせるサイン

「あっかんべえ」をしたとき、まぶたの裏側が白っぽい場合は、いわゆる貧血。中医学では血《けつ》が足りない状態です。放置していると、顔や唇の血色も悪くなり、ちょっと動いただけで疲れやすくなってしまいますよ。爪が割れやすい、目が疲れる、髪の毛がパサつく、情緒が不安定になる、寝つきが悪いなどの症状がある人は、肝《かん》が弱って血を貯めておけなくなり、血が不足している可能性があります。

◎食の養生

血を補う食材：にんじん、ほうれん草、黒豆などの〝植物系の血を作る食べ物〟を摂ろう。胃腸にトラブルがなければ、レバー、牛肉、卵などの動物系の食材がおすすめ。

ししゃも：頭から尻尾まで全部食べられるので栄養価が高い。肝の機能を正常にし、血を作る働きもある。

◎暮らしの養生

早く寝る：睡眠時間の長さよりも、何時に就寝するかが大事。23時までに寝ることを目標に、まずは今より10分でも早く寝よう。

まぶたがピクピクする

肝	心	脾	肺	腎
気虚	**血虚**	陰虚		
気滞	瘀血	痰湿		

睡眠負債が溜まっているのかも

突然まぶたがピクピクッと動くと、不安になりますよね。睡眠不足が続いていたり、夢ばかりみて眠りが浅かったり、または強いストレスがかかると起こりやすい症状です。

頻繁にまぶたが痙攣《けいれん》するなら、肝《かん》が働き過ぎて弱っている可能性があります。血《けつ》もエネルギー（気《き》）も不足気味かもしれません。肝は、筋膜《きんまく》や筋《すじ》と関連しているので、不調になると筋が痙攣を起こすのです。足がつるのも同じ理由です。

◎食の養生

枝豆：気も血も補ってくれる心強い食材。血を補うことで不眠の改善や不安な気持ちをやわらげる。

かんきつ類：みかん、グレープフルーツ、すだちなど香りの強いかんきつ系の果物は、イライラやストレスを解消してくれる。

◎暮らしの養生

早く寝る：まず10分でもいいから早く寝ること。夜勤のある仕事の人も、休みの日だけは23時までに寝るなど、努力してみて。

瞳の輝きが弱い

肝　心　脾　肺　腎
気虚　血虚　陰虚
気滞　瘀血　痰湿

心身の疲れや〝うつ状態〟のシグナル

漢方の専門家が相談者の顔をみるときは、まず目の奥に力があるか、光があるかを確認します。力や光がないときは、「無神《むしん》」。その人の精神がそこにいないと考えます。五臓《ごぞう》の中で目と関係が深いのは肝《かん》ですが、この場合は心《しん》もかなり弱っています。進行すると〝うつ〟になる可能性も。仕事が忙し過ぎてずっと休めていない人、食欲がない人などは要注意。ひどい疲労感や無気力な状態が続くなら、専門家に相談を。

◎食の養生

うずらの卵：体力や気力を補い、血《けつ》も補って肝の働きも助ける。胃腸の働きもよくするので、疲れ切ったときに最適。

温かい食べ物：味噌汁、スープ、お粥など、温かいものを食べて体をいたわって。

◎暮らしの養生

休息をとる：自分で鏡をみて「目に力がないな」と感じたら、まずは休もう。できるだけ早く寝て、朝起きて太陽の光を浴びることも大切。心身のリズムが整ってくる。

白目が充血している

目の使い過ぎや強いストレスが原因
エネルギッシュ過ぎる人は要注意！

肝　心　脾　肺　腎
気虚　血虚　陰虚
気滞　瘀血　痰湿

中医学では、「精神的に強いストレスがかかったときに熱がこもり、それが上（頭部）に上がって目が充血する」と考えます。このストレスとは、激しく怒った、強く緊張したなどの精神的なものと、スマホやパソコンを見続けた、徹夜でゲームをやり続けたなど、長時間何かを凝視して目を酷使した肉体的なものの、両方を含みます。その状況はどちらも肝《かん》

◎食の養生

菊花茶：熱を冷ます働きに加え、気が上がる動きを鎮めて肝の働きを助けてくれる。めまいやイライラがある人にもよい。

ミントティー：清涼感のある香りが気を巡らせて肝の働きを助け、気分をリラックスさせて落ち着かせる。熱をクールダウンさせる働きも。

◎暮らしの養生

リラックスする：1日の中で、スマホやパソコンをみない時間をつくって目を休めよう。特に寝室には持ち込まないこと。ストレス対策には自然の中を歩くなど、人工の刺激から遠ざかり、仕事からも離れる時間を

を弱らせます。肉体的に目を酷使したなら、まずはそれをやめて休ませましょう。

また、仕事もプライベートもエネルギッシュで、目が血走っているような人、いますよね。熱血タイプでよくしゃべり、お酒をガンガン飲み、焼き肉や揚げ物ばかり食べているようなイメージです。そんな人がストレスを受けると、カッとなって熱が生まれます。熱は上に向かう性質があり、血《けつ》は温め過ぎると勢いよく動く性質を持つため、熱の上昇気流に乗って血も上がり、それが目にあらわれて充血するのです。

このタイプの人は、会食などで高カロリーのものを食べる機会も多いと思いますが、それが続くといわゆる脂肪肝、さらには肝硬変……と重大な病気の危険性も高くなります。目が常に充血しているなら、まずちょっと深呼吸して、リラックスを心がけましょう。

つくることが大切。ミントの香りの入浴剤を入れて、ゆっくり湯船につかるのも効果的。

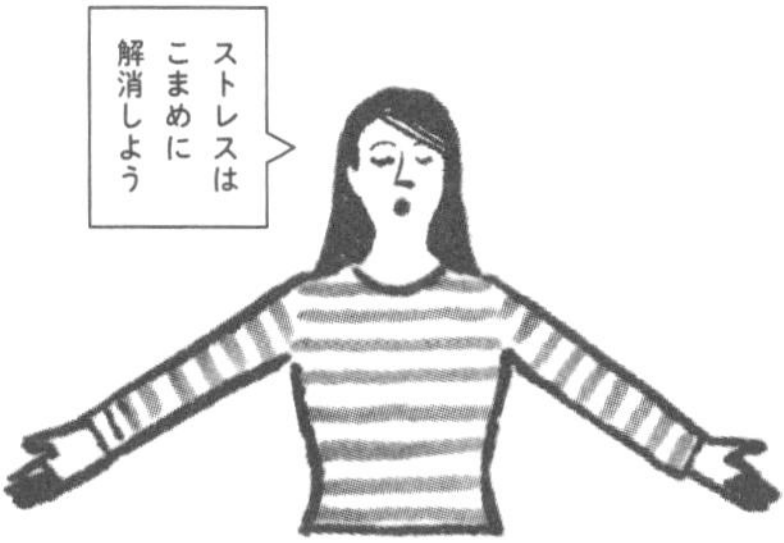

白目が黄色っぽい

肝　心　脾　肺　腎
気虚　血虚　陰虚
気滞　瘀血　痰湿

急に黄色くなったなら即病院へ

いわゆる不定愁訴《ふていしゅうそ》ではなく病気の可能性があるので、まずは病院で検査をしましょう。日常生活では、イライラした気分でお酒を飲むことが多い人は要注意。体の中に濁ったものと熱が溜まっていき、肝《かん》が弱ります。お酒自体が濁りのもとであり、怒りという感情も熱のもとになるのです。これが悪化して黄疸《おうだん》が出ることも。思い当たる人は、香りなどで気分をリフレッシュさせる時間をつくりましょう。

◎食の養生

ジャスミンティー：香りで気《き》を巡らせ、イライラ感や抑うつ感をやわらげる。また鎮静する働きも持つので怒りが強いときに飲んでみて。

◎暮らしの養生

肝をいたわる：こめかみ、わき腹など、体の側面が硬く張っているのは肝が弱っている場合にみられる症状のひとつ。肝の機能低下のサインでもあるので、触ってチェックしてみよう。硬く張っていたら、少し力を入れてさするようにマッサージしてほぐすといい。

目の周りに小さなプツプツがある

肝 心	**脾** 肺	腎
気虚	血虚	陰虚
気滞	瘀血	**痰湿**

不要物が溜まる食事を続けていない？

食後のスイーツが欠かせない。2日に一度はファストフードや揚げ物を食べる。そんな食生活が続くと、体内にヘドロのような不要物（痰湿《たんしつ》）が溜まります。目の周りに白いかたまり（脂肪腫《しぼうしゅ》）ができたなら、不要物が多いサインです。

また、目の周りはストレスの影響を受けやすいので、乱れた食生活でかつストレスが溜まっていると出やすくなる場合もあります。小さなサインに気をつけましょう。

◎食の養生

えのきだけ：痰を排出させる働きや、胃腸の働きを高めて体内の老廃物や毒素を取り除く働きを持つ。食物繊維も豊富に含まれる。

玉ねぎ：痰の排出を助け、血のかたまりや滞りも改善する。豚のしょうが焼きのように油っこいものを食べるときは必ず一緒に食べるとよい。

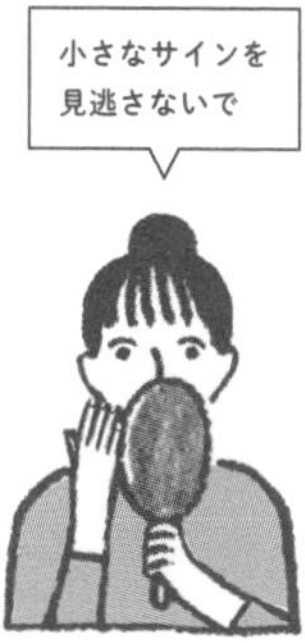

ものもらいがある

肝	心	脾	肺	腎
気虚	血虚	陰虚		
気滞	瘀血	痰湿		

疲れ過ぎ&食生活が乱れ過ぎ生活習慣の見直しを

ものもらいができたら、それは〝休め〟のサインです。大きな仕事を任され、張り切って頑張っている。仕事と家事に忙殺され、まいにちToDoリストをこなすだけで精一杯。そんな状況で睡眠不足と過労が続くと、体が疲弊して抵抗力が落ち、ものもらいなどの感染症にかかってしまうのです。23時から翌3時の間に寝ていないと、肝《かん》が休めないので血液

◎食の養生

❶❷の場合

〝ちゃんとした食事〟を意識する：忙しくて料理ができないときは、最近増えてきているコンビニやスーパーのお惣菜とカット野菜、パックのご飯、インスタントの豚汁などでよいので、できるだけ〝食事〟に近いものを食べよう。牛丼屋さんの朝定食などもおすすめ。時間がないからといって、「とりあえずチョコを食べました」のように、お菓子を食事代わりにしないこと。

❶の場合

いちご：嗜好品的なイメージが強いけれど、実は肝の機能を助けて血を作る働きや、消化不良を改善する働きなども持つ。

目

もきれいにならず、汚れた血《けつ》が全身を巡るため余計に疲労が溜まっていくことにもなります（❶）。

また、体に何かができるのは、体内に余分なもの、ドロドロした不要物の「痰湿《たんしつ》」が溜まっているからとも考えられます（❷）。忙しいからと、最近食事をおろそかにしていませんか。インスタント食品やファストフードなど、添加物の多く含まれた食事が続いていませんか。中医学では、それらの食べ物は本当の意味での栄養補給にはならず、「痰湿のもと」です。そんな食事が続くと胃腸の調子も崩れ、エネルギー（気《き》）や、体を守るバリアの「衛気《えき》（P147参照）」も作れなくなるので、抵抗力が下がってしまいます。市販のお惣菜なども活用し、正しい〝食事〟を摂りましょう。抵抗力が落ちると、ものもらいだけでなくウイルス性の疾患にもかかりやすくなります。ちゃんと食べてちゃんと寝ましょう。

---

❷の場合

大根：ドロドロした余分なもの、痰を排出する働きを持つ。消化不良を改善したり、食べたものを運ぶ働きも促す。

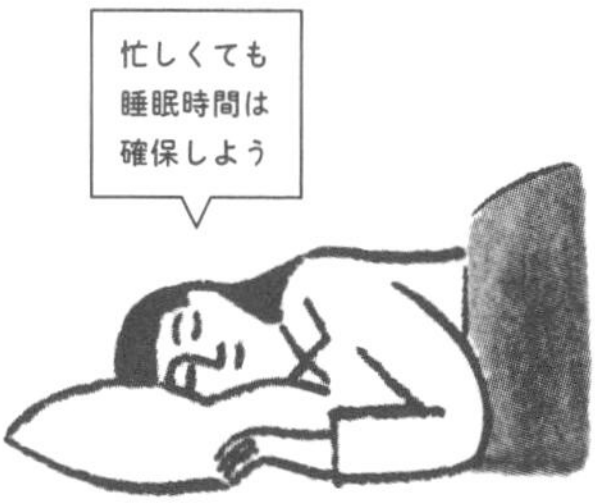

目の疲れ（ドライアイ）

肝　心　脾　肺　腎
気虚　血虚　陰虚
気滞　瘀血　痰湿

目の酷使と睡眠不足のWパンチで 目も肝も悲鳴を上げています

老若男女問わず誰でも目が疲れている時代です。1日中スマホでSNSをチェックしている、長時間パソコンに向かっているなど、何かを見続けていると筋肉が凝り固まり、血流障害が起こります。また、まばたきの回数も減るので、当然疲れ目やドライアイが起きやすくなります。

それに加えて、根本的に目を弱らせるのが、睡眠不足です。

◎食の養生

❶❷の場合

クコの実：「食べる目薬」とも呼ばれるほど目にいいスーパーフード。

❶の場合

うなぎ：肝の働きを補って機能を正常にする。血も補う働きを持つので、目のトラブルにおすすめ。

❷の場合

鶏のレバー：血を補う働きがあり、眼精疲労、かすみ目、視力低下などの目のトラブルを改善する。

❸の場合

乳製品：牛乳、ヨーグルト、チーズなどの乳製品は体内を潤す働きを持つ。特に発酵しているヨーグルトは

目は肝《かん》と強いつながりがあり、「目の奥が痛い」「ショボショボしてピントが合いにくい」「目が乾く」などの症状は、肝のトラブルと考えて間違いありません。肝は血《けつ》を蓄えていて、目は血によって養われています。その肝は夜の間に休むことが必要なのですが、夜更かしすると休めません（❶）。だから「夜通しオンラインゲームしちゃった」「パソコンでの資料づくりで徹夜続き」などの状況は、最も目と肝を痛めつけていることになります。

また、女性は毎月生理で血液を失うため、血が不足した状態になりがちです。疲れ目の自覚があるなら食材で血を補うよう心がけましょう（❷）。年をとるにつれて体の潤いを貯める力は弱ってくるので、加齢もドライアイの要因に。「最近寝汗がひどい」「何かイライラする」などがあるなら潤い不足のサイン（❸）。食材で補っていきましょう。

消化吸収されやすく、胃腸の調子が悪い人でも摂りやすい。

◎暮らしの養生

❶❷の場合
目を温める：ホットタオルや専用のグッズで目を温めて、筋肉の緊張をほぐし血流を促そう。

◎押すとよいツボ

❶❷❸の場合
晴明（せいめい）：目頭と鼻の骨の間。疲れ目やドライアイの改善で最もポピュラーなツボ。鼻をはさむようにして、親指と人差し指の腹の部分で1分ほど押そう。

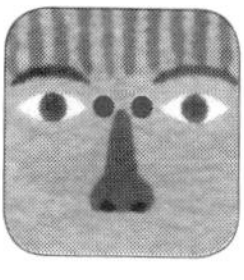

目やにが気になる

肝　心　脾　肺　腎
気虚　血虚　陰虚
気滞　瘀血　痰湿

体の中に生ごみがある証拠!?
生活習慣病への第一歩かも

目やにが気になる人は、生活習慣病に注意したほうがいいと言ったら驚くでしょうか。一見関係なさそうに思うかもしれませんが、目やにが多いということは、体の中に不要なドロドロしたもの（痰湿《たんしつ》）が溜まっているということです。

お酒もお肉も大好き、飲み会続き、揚げ物や生クリームたっぷりのドリンク、パンケーキなどが大好物。そんな人は、

◎食の養生

海藻類：わかめ、昆布、あおさ、海苔、もずくなどの海藻類は、熱を冷まし余分な痰を排出する働きが強い。飲み会などのとき、メニューにあれば積極的に食べよう。

湿熱のもとを避ける：油っこいもの、甘いもの、味の濃いもの、お酒を一度減らしてみよう。ずっと食べてはいけないというわけではなく、食べ過ぎや食べ続けていると溜まっていくので、そうなるのを避けて。

◎暮らしの養生

発汗を促す：不要物が溜まっている人は、汗をしっかりかくような運動をしよう。運動習慣がない場合はい

体の中に不要物が溜まっている可能性が高いです。お酒、味の濃いもの、油っこいもの、甘いものは、湿熱《しつねつ》を生みます。湿気と熱が多いために、体内にドロドロした生ごみのようなものが溜まった状態で、その余分なものが目やにという形で出てきているのです。「たかが目やに」と放っておくと、便や尿が臭い、汗が臭い、口臭がきついなど、匂いが強くなっていく可能性が高まります。体の中に生ごみが溜まっていれば当然ですよね。

また、そういう食べ物を多く摂っていると肥満になりやすく、改善しないと高脂血症や糖尿病、脂肪肝などの生活習慣病になっていくリスクが高くなります。

まずは食生活の見直しを。生ごみのもとになるものを避け、熱を冷ましてドロドロの不要物を排出する食材を食べましょう。発汗するような運動もおすすめです。

いきなりジョギングをするのではなく、屈伸運動やスクワットから徐々に始めてみて。

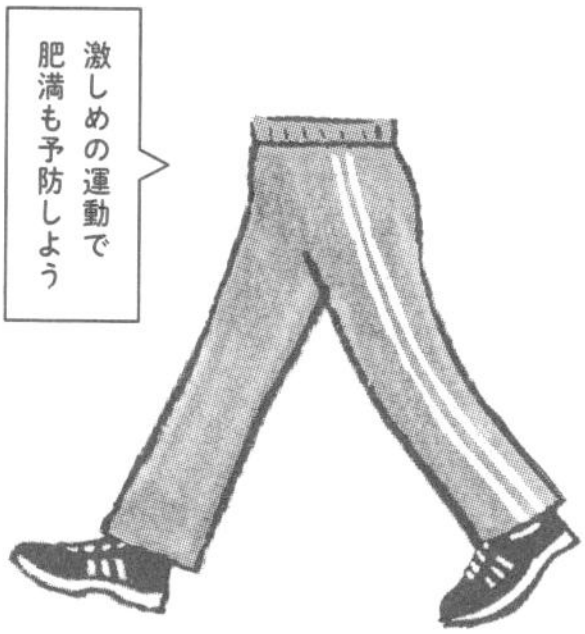

涙がやたら出る

肝 心 脾 肺 **腎**
気虚 血虚 **陰虚**
気滞 瘀血 痰湿

目だけでなく体内が乾いているかも

涙は目が乾燥しないように常に出ているのですが、目頭から鼻につながる管を通して常に排水もされ、濡れない仕組みになっています。頻繁に理由もなく涙があふれるなら、その管がつまっていないかを眼科で診てもらいましょう。

また、ちょっとした刺激ですぐ涙が出る場合や、お年寄りが涙目になりやすいのは、目だけでなく体内が乾燥し、それを補おうとしているから。食材でも潤いを補いましょう。

◎食の養生

白いもの：白菜、豆腐、牛乳、白きくらげ、山芋などの白い食べ物は、潤いを補ってくれる。

牡蠣：体内の組織や肌の乾燥を補う作用に優れている。栄養価は高いけれど低脂肪なので、胃腸の弱いお年寄りにもおすすめ。

column
❷

食材とサプリメント 体への作用はどちらも同じ？

おすすめの食材を紹介すると、「サプリメントではだめですか?」と質問されることがあります。サプリメントが悪いとは思いませんが、食材とまったく同じとは言えないと思います。

サプリメントは特定の目的に有効な成分だけを抽出して固めたものです。例えば、目によいというアントシアニンだけをブルーベリーから抽出して作る。完成したサプリメントはブルーベリーそのものとは違います。

けれど中医学では、アントシアニン以外の成分も含めたブルーベリーの成分すべてが目に効いているのでは？　と考えます。自然のものが持つバランスが大事と考えるのです。

以前に聞いた話ですが、とある会社で既存の牡蠣成分のサプリメントに亜鉛をさらに添加したところ、吸収率が下がってしまったそうです。有効とされる成分だけを摂るよりも、自然のバランスそのままの食材で摂る方がよいのではないか。それが中医学の考え方です。

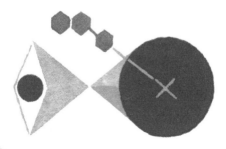

口

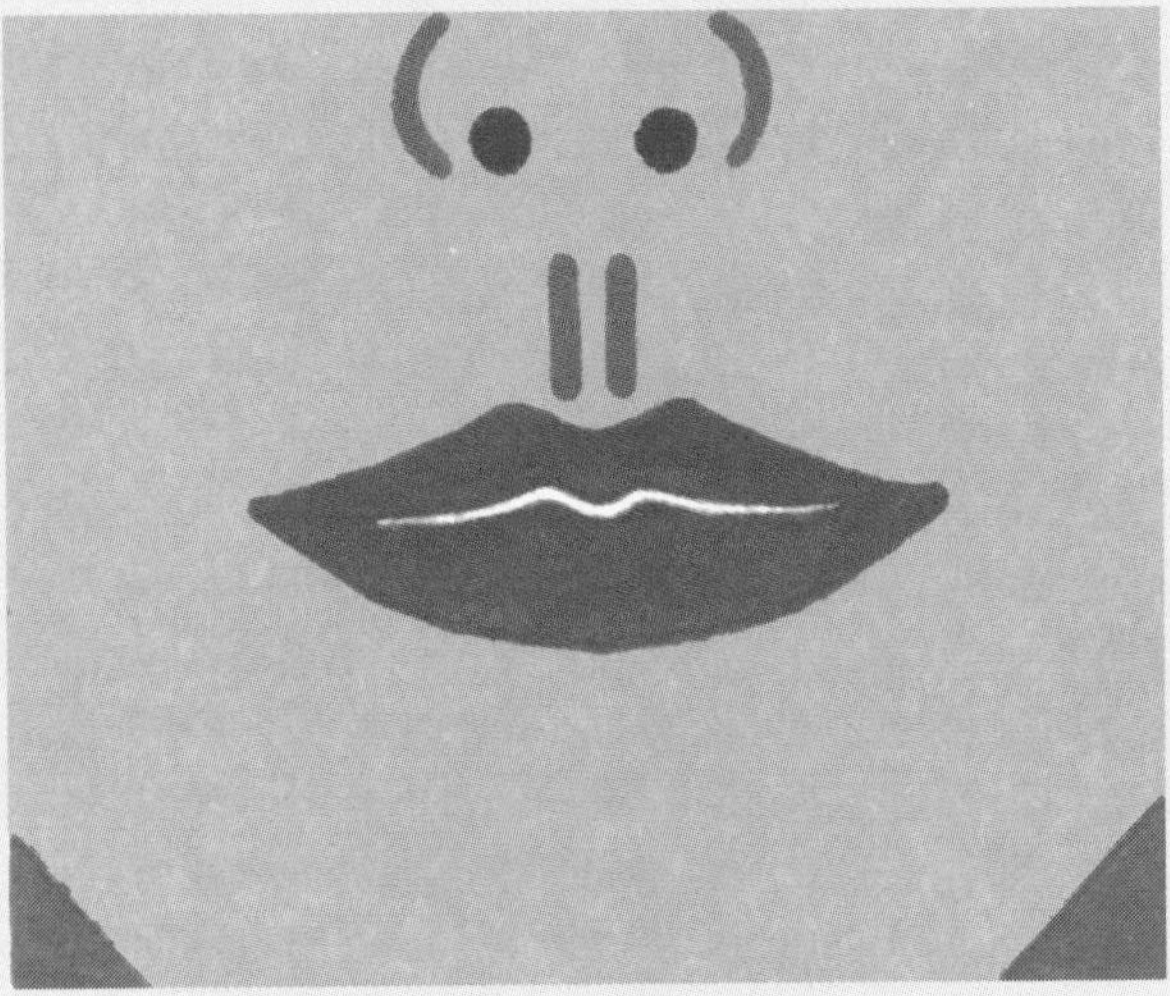

口

胃腸の調子と「脾」のトラブルがあらわれる

口は呼吸器のひとつ、または単なる食べ物の入り口と漠然ととらえている人が多いかもしれません。ですが、口というのは消化が最初に始まる部分。「消化不良は口から始まる」とも言われるほど、大事な消化器官なのです。食べ物を噛んで砕いて小さくし、消化を助ける唾液を出して消化吸収しやすい状態にしています。

口から肛門までは、のどから食道、胃、腸へとつながる1本の管です。口と、胃腸を含む消化器全体がつながっているので、胃腸のトラブルは口や口の周りに出やすいのです。そして、五臓《ごぞう》の中で胃腸を含む消化器官と関係が深いのは「脾《ひ》」なので、口や唇、口周りの状態から、脾の調子がわかります。

また、脾は食べ物をもとにして気血水《きけつすい》を生み出します。ですから、脾が弱ると食べ物をきちんと消化吸収する力が弱まり、気血水を作れなくなります。すると、胃腸の調子が崩れるだけでなく、気《き》の不足は疲れやすさに、血《けつ》の不足はめまいやふらつき、肌や髪の乾燥に、水《すい》の不足は全身の潤い不足につながり、さまざまな不調が発生します。口と口の周りに何かトラブルが起きていたら、胃腸が悲鳴を上げているサインです。ほかの不調へと発展する前に対処しましょう。

唇が荒れる（カサカサになる）

肝	心	**脾**	肺	**腎**
気虚		血虚		**陰虚**
気滞		瘀血		**痰湿**

全身がカラカラに乾燥中！食べ物で潤いを補給しよう

男女問わずリップクリームを携帯し、頻繁に塗っている人、いますよね。塗っても塗っても乾くなら、唇自体の問題というより、体全体の潤いが足りなくなっている可能性が高いです。昨日や一昨日ではなく、1か月ほど前を振り返って、食生活が乱れた時期はないですか。冷たいものを食べ過ぎたり、旅行や飲み会で暴飲暴食しませんでしたか。期限のある仕事

◎食の養生

水分を摂り過ぎない：飲んだ水がそのまま体内の潤いになるわけではない。水、お茶、ジュースなど、どんな水分でも摂り過ぎは胃腸の負担に。飲むのはのどが渇いたときだけにしよう。

油・甘・辛を避ける：まず油っこいもの、甘いもの、辛いものなど、胃腸にかかる負担が大きい食べ物をいったんストップ。

エリンギ：体の中の水分を補う働きがある。口の渇きや肌の乾燥の改善にも役立つ。

魚介類：いか、くらげ、はまぐり、ほたて貝、ぶりなどは、体内組織の

のために無理をして、食事をおろそかにしていませんでしたか。そのときに胃腸が弱り、今になって影響が出ているのかもしれません。

胃腸に近い働きをする脾《ひ》は、食べたものから血《けつ》や水《すい》などの体液やエネルギー（気《き》）を作っています。ですから、脾が弱れば食べ物を吸収する力も体液を作る力も弱ります。その結果は、少し経ってあらわれます。いきなり唇の乾きが激しくなったのなら、貯めていた潤いを使い切ってしまい、新しく作れていない可能性が。唇は肌のほかの部分と違って皮脂腺がなく、唇の潤いは体内の潤いだけで保たれているので、それが不足すれば当然乾いてしまいます。放っておくと、唇だけでなく肌も乾いていくことに。とはいえ、「じゃあ水をたくさん飲もう」では胃腸に余計に負担をかけます。まずは胃腸を休ませ、潤いを補う食材で調整していきましょう。

乾燥から起きる症状を改善する働きを持つ。

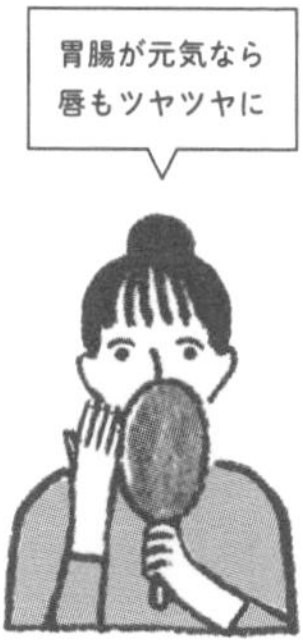

口角が切れる

肝 心 **脾** 肺 腎
気虚 血虚 陰虚
気滞 瘀血 **痰湿**

美や健康のためでも食べ過ぎはNG

口角が切れるのは、何らかの理由で胃腸を弱らせているサインです。暴飲暴食したり、激辛料理を食べたりしていませんか。どちらの場合も胃腸機能を低下させてしまいます。意外と盲点なのが、食物繊維の多い野菜や高脂肪なナッツ。美容や健康のためにと食べるのは悪くないのですが、どちらも消化しにくく量が多いと胃腸の負担になります。適度な量を心がけて。治りにくいなら、まず胃を休ませましょう。

◎食の養生

お粥：まずは胃を休ませるために、消化がよく胃腸の負担が少ないお粥を食べてみよう。1回食べて終わりではなく、改善するまで数日続けてみて。

汁物：味噌汁や野菜スープなどの汁物もおすすめ。油っけのある具は避けて、葉物野菜や根菜などをやわらかくなるまで煮て食べよう。

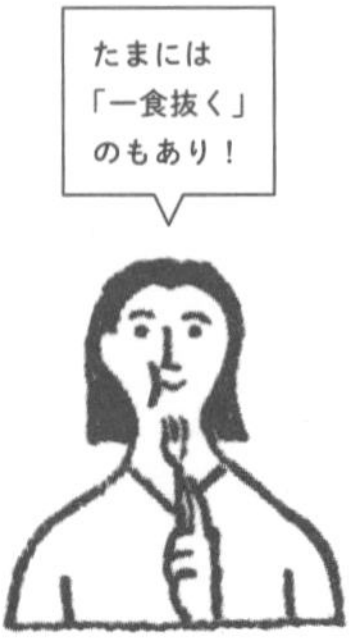

口の周りに吹き出物ができる

脾 痰湿

熱がこもった胃腸からのＳＯＳ

スイーツ好き、激辛好きの人などは、要注意。甘いもの、辛いもの、油が多いもの、味の濃いものなどは、熱のもとになります。その熱で胃の粘膜が炎症を起こした結果、口の周りの吹き出物としてあらわれるのです。生理前の甘いものやスナック菓子のドカ食いでもよく起こります。口の周りの吹き出物、特に赤い吹き出物は胃腸が弱っているサイン。胃の炎症を抑えないと、胃痛や口臭の発生を招きますよ。

◎食の養生

油・甘・辛を避ける：まず油っこいもの、甘いもの、辛いものなど、胃腸に負担が大きい食べ物をいったんストップ。

なす：熱を冷ます働きを持っている。油を使わずに、グリルなどで焼きなすにして食べるのがおすすめ。

口内炎がある

胃腸の弱りの典型的なサイン
実はストレスも抱えているかも

肝　心　脾　肺　腎
気虚　血虚　陰虚
気滞　瘀血　痰湿

口内炎は〝胃腸の弱りのサイン〟と聞いたことがある人もいるでしょう。もちろんそれはひとつの原因ですが、口内炎は大きく2タイプに分けられます。

胃腸が弱ってできるのは、赤く腫《は》れて痛みも激しい急性のタイプ（❶）。ケーキバイキングでケーキをドカ食いした、出前のピザ、中華、ラーメンなど味が濃くて油っこいものば

◎食の養生

❶の場合

油・甘・辛を避ける：胃腸に負担がかかる食べ物をまずはストップ。生クリームたっぷりのスイーツなども、口内炎が治るまではお休みを。

❷の場合

グレープフルーツ：滞っている気を巡らせて熱を冷ます。果汁１００％のジュースでもいい。

❸の場合

海藻類：ひじきやわかめなどは、腎を補う「黒いもの」で、さらに体の中の熱を冷ます働きを持つ。

豆腐：体の中を潤して熱を冷ます働きを持つ。冷たいと胃腸に負担をか

かり食べていて、胃腸が疲れた場合にできやすいです。また、急なストレスがかかったときも、体内のエネルギー（気《き》）の巡りが悪くなってどこかでつまり、そこで熱が生まれて口内炎の原因になることが（❷）。部署を異動したばかりで仕事中は常に緊張感がある、人間関係で悩んでいるなど、最近ストレスがないか思い返してみましょう。

もうひとつは歯ぐきが白っぽく腫れ、鈍痛がするような慢性炎症のタイプ（❸）。これは腎《じん》に貯めていた潤いが減って全身の潤いが減少してしまい、その結果、体内に熱がこもって炎症が起きた状態です。歯ぐきが痛い、舌がヒリヒリするなどの症状も同様の理由で起こります。夜更かしを続けている、潤いのもとになるような食材を摂っていないなどの人は、できる可能性が高いです。

どちらのタイプもまず食生活を改善していきましょう。

けるので、湯豆腐などがおすすめ。

◎暮らしの養生

❶❸の場合

手足を動かす：脾は筋肉とつながっていて四肢（手足）を司っているので、手足を動かすことは、胃腸を動かすことにつながる。また、足腰を動かすことは腎を元気にする。食後の散歩や、5分ほどの足踏みでもＯＫ。

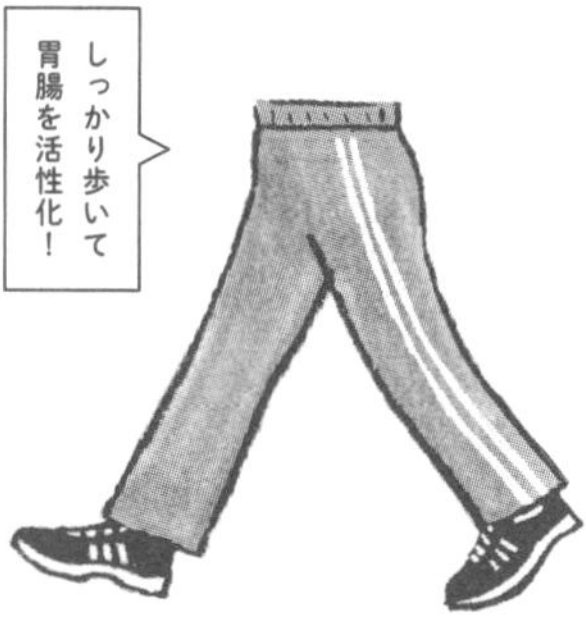

唇が真っ赤

肝　心　**脾**　肺　**腎**
気虚　血虚　**陰虚**
気滞　瘀血　痰湿

〝生まれつき〟ではないかも 急性で発熱もあれば病院へ

唇の色が赤いという症状を「いつものこと」と気にしない方もいますが、実は不調や病気の場合もあります。夕方になると頬が赤くほてったり、寝汗が多かったりしませんか。手足がほてって気持ち悪い感じはありませんか。アトピー素因を持っていませんか。思い当たることがあるなら、体内の潤い不足です（❶）。潤いが足りないために体内の熱をコント

◎食の養生

❶の場合

白いもの：白菜、豆腐、梨、白きくらげ、牛乳、ヨーグルトなどの「白い食べ物」は、体の中に潤いを補給してくれる。迷ったら色を考えてみよう。

おくら：体内の潤いとなる水《すい》を作って、さまざまな乾燥の状態をやわらげてくれる。

魚介類：いか、かに、ほたて貝などは、肌や唇、体内の組織の乾燥を改善して潤す働きを持つ。冷凍のシーフードミックスなどを活用するのもおすすめ。

ロールする力が低下してしまい、その熱が唇の色にあらわれているのです。中医学の考え方では、夕方から夜が陰《いん》、潤いの時間です。潤いが足りないと太陽の明るさを覆い尽くせず、その陽気が漏れてしまうと考えます。陽気＝熱が漏れているから赤くみえるのです。下痢が続いている、手術をした後なども潤いを貯める力が弱り、赤くなる可能性があります。潤いを補給する食材を摂りましょう。

そのほかにも、風邪をひいた、何らかの感染症にかかったなどで高熱が出た場合も唇が赤くなります（❷）。こちらは急性の疾患なので、早めに病院へ行きましょう。この場合は潤いが不足したのではなく、通常よりも熱がプラスされた状態です。熱が多くなり過ぎてこもった状態なので、何よりも熱を冷ますことが大切。熱と潤いがちょうどよいバランスであれば、極端に赤くなることはありません。

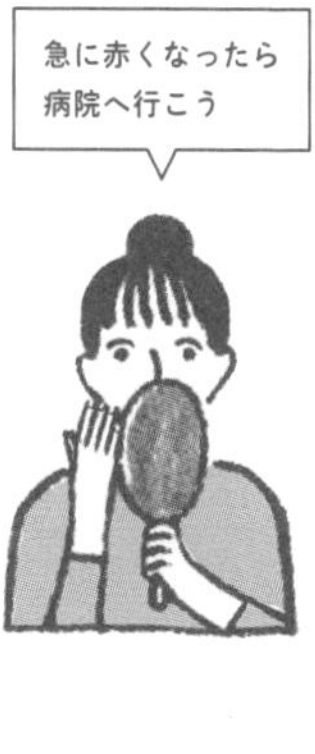

唇が白っぽい

肝	心	**脾**	肺	腎
気虚	**血虚**	陰虚		
気滞	瘀血	痰湿		

ちゃんと寝て元気と血をチャージ

唇の色が薄いということは、体のエネルギー（気《き》）も血《けつ》も足りなくなっているというサイン。急に唇が白くなった場合は、病院へ行きましょう。出産後や大きな手術の後など、体に負担がかかると起こりやすい症状です。普通の生活の中でも、生理の後、夜更かし続きのときなどにあらわれます。これは血の不足だけでなく、気も足りない状態。体力を奪われるとなりやすいので、まずは早く寝て休みましょう。

◎食の養生

かぼちゃ：胃腸の働きも整えながら、体力や気力を補ってくれる。

まぐろ、かつお：どちらも血を補ってくれる「赤いもの」であり、気の不足も助けてくれる。

◎暮らしの養生

早く寝る：気も血も夜に作られるので、夜は早めに寝よう。30分でいいので寝る時間を早めてみて。

ロ

唇が黒っぽい（紫っぽい）、シミがある

肝　心　脾　肺　腎
気虚　血虚　陰虚
気滞　**瘀血**　痰湿

血流が悪くなっている可能性大

唇の色が暗い人は、血流が悪くなっていて、さらにその血《けつ》がいわゆる瘀《お》血《けつ》、ドロドロで汚れている可能性が高いです。タバコを吸う、運動不足といった人も要注意。そのままの生活を続けると、生理痛がひどくなったり、お肌のシミが増えたりしますよ。特に冷えは、ダイレクトに血流を悪くします。冬でも素足なんて、中医学ではありえません。足元は必ず温めて、お風呂や血の流れをよくする食材で改善しましょう。

◎食の養生

青魚：いわし、さば、さんまなど、「青魚」と呼ばれる魚は、血の滞りやかたまりをなくす働きを持つ。

納豆：血の巡りをよくし、血のかたまりができるのを予防する。老廃物を排出する力も持つ。

◎暮らしの養生

体を温める：湯船につかり血流を促そう。ただし、長時間でなく15分くらいを目安に。「首」と名前のつく場所は、太い血管や経絡《けいらく》も集まっているので、そこが冷えると全身の冷えにつながる。手や足だけをお湯につける、足湯や手湯も有効。真冬に「首」を外気から守ることも大事。

口臭が気になる

肝 心 **脾** 肺 **腎**
気虚 血虚 **陰虚**
気滞 瘀血 **痰湿**

食欲が止まらない人、
冷たいものが大好きな人は要注意

口臭は男女問わず避けたいものですね。自分では気づいていなくても、他人は気づいている場合もあります。

例えば、食べても食べても満腹感がなく、カレーライスの後にすぐハンバーガーを食べたくなるような異常な食欲はありませんか。または、アイスクリームなどの冷たいものが大好き、生クリームや砂糖が入った甘い飲み物をよく飲む、仕

◎食の養生

❶❷の場合

食べ過ぎない：ちゃんと一食分を食べたのに、すぐまた食べたくなる人、夜中のドカ食いがやめられない人は要注意。どうしても食べたいときは、お粥や野菜だけの薄味鍋などを食べてみよう。

飲み物を摂り過ぎない：温かくて甘い飲み物、冷たくて甘い飲み物はもちろん、たとえ常温の水やお茶でも、飲み過ぎればすべて胃腸や内臓の仕事を増やし、負担をかけることに。しょっちゅう飲み物を飲んでいないか振り返ってみて。

油・甘・辛を避ける：なぜかスナック菓子やアイスが異様に食べたい、

事で強いストレスがかかっているなど、思い当たりませんか。
これらはすべて体の中に熱を生み出す原因になります。体内の熱が過剰だと、体臭が強くなる、鼻水や痰《たん》、尿が黄色くなるなどが起こります（❶）。特に胃に熱がこもると、熱が亢《こう》進《しん》作用（昂《たか》ぶって止まらない状態）を生み出すので、食べても食べても満腹感が得られず、より味が濃く、油っこいものが食べたくなり、熱があるので冷たいものも欲します。それらが消化不良を起こし体の中に溜まるので、腐ったような匂いがしてくるのです。〝食べたい病〟が勃発しても、ニセの食欲にだまされて食べ続けてはいけません。食べる量をセーブして胃腸をいたわりましょう。

また、唇や舌の色が真っ赤なときも、潤い不足で熱が溜まっているので口臭に結びつく場合もあります（❷）。目にみえるヒントを口臭予防に役立てましょう。

揚げ物が頻繁に食べたくなるなどの場合は、すでに熱が溜まっているかも。あっさりさっぱりした食べ物にして、胃腸を休ませてあげて。

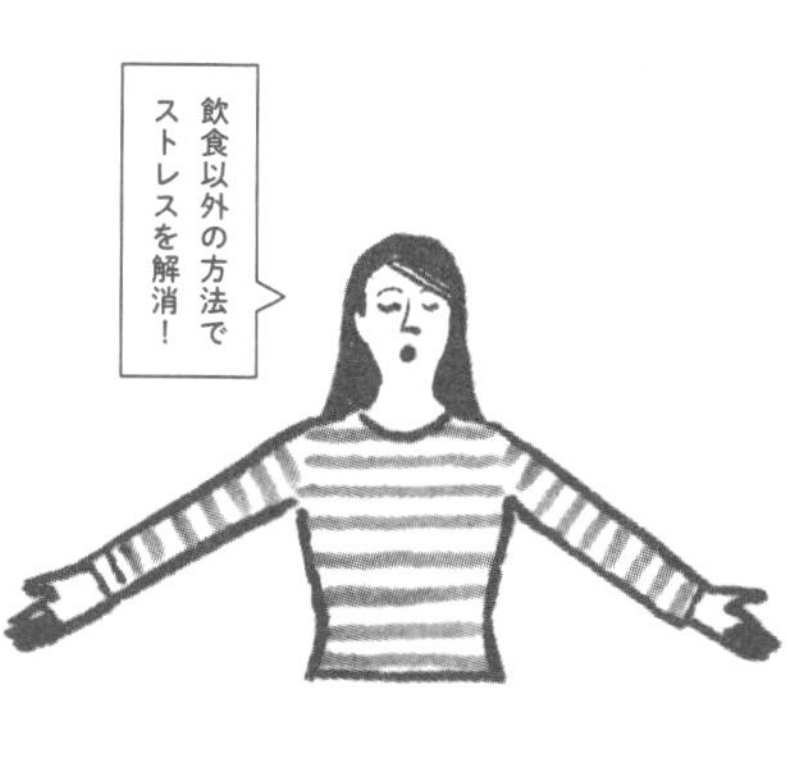

口の中がベタつく

肝 心 **脾** 肺 腎
気虚 血虚 陰虚
気滞 瘀血 **痰湿**

朝の定番メニューが原因かも？

毎朝、ヨーグルトや牛乳、スムージーなどの冷たいものを大量に摂っていませんか。口の中のベタつきは、水分が過剰になって「湿《しつ》」が溜まっているサインです。そもそも、体内に保持できる水分量は決まっています。水分量は十分なのに足し続けているから、排出しきれない汚い水分があふれ、ベタつきになるわけです。特にヨーグルトや牛乳の摂り過ぎは、潤い過多になって冷えやむくみを招きますよ。

◎食の養生

乳製品、生ものを避ける：乳製品が大好きで頻繁《ひんぱん》に摂っている場合は、少し控えてみよう。牛乳、ヨーグルト、チーズなどはもちろん、カフェラテや生クリーム入りの飲み物も一度ストップを。生ものも摂り過ぎると体内を水分過多にするので、ダイエット目的で生野菜サラダや果物ばかり食べている人は注意して。

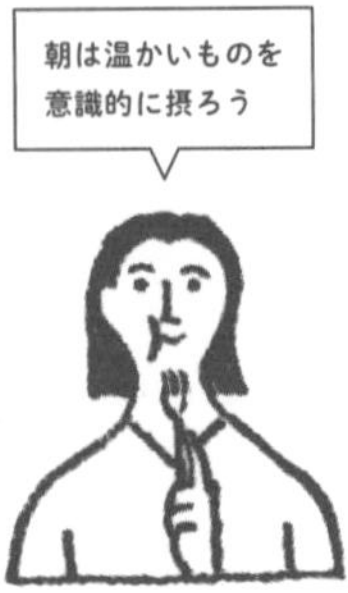

口

就寝中によだれが出る

肝 心 脾 肺 腎
気虚 血虚 陰虚
気滞 瘀血 痰湿

胃腸がお疲れのサイン

朝起きたら枕によだれのあとが……、うたた寝すると必ずよだれが出ているという人は、「胃腸が弱っているのかも？」と疑ってみましょう。

五臓《ごぞう》それぞれに関係の深い体液があり、胃腸をあらわす脾《ひ》と関係が深い体液がよだれ。赤ちゃんが胃腸炎を起こしてもよだれが大量に出ます。大人は急性の場合もあれば、日々の食事の負担による場合も。最近の食事を思い返してみて。

◎食の養生

消化の悪いものを避ける：胃腸炎のときは腸の中がただれた状態なので、何かを足すよりもまず胃腸を休ませることが先決。下痢や軟便が落ち着くまでは、油っこいものは避けて消化のよい食事を続けて。

さっぱり味で温かいもの：お粥、おじや、肉を入れないそばやうどん、鍋など、さっぱり味で温かい食べ物がおすすめ。

舌

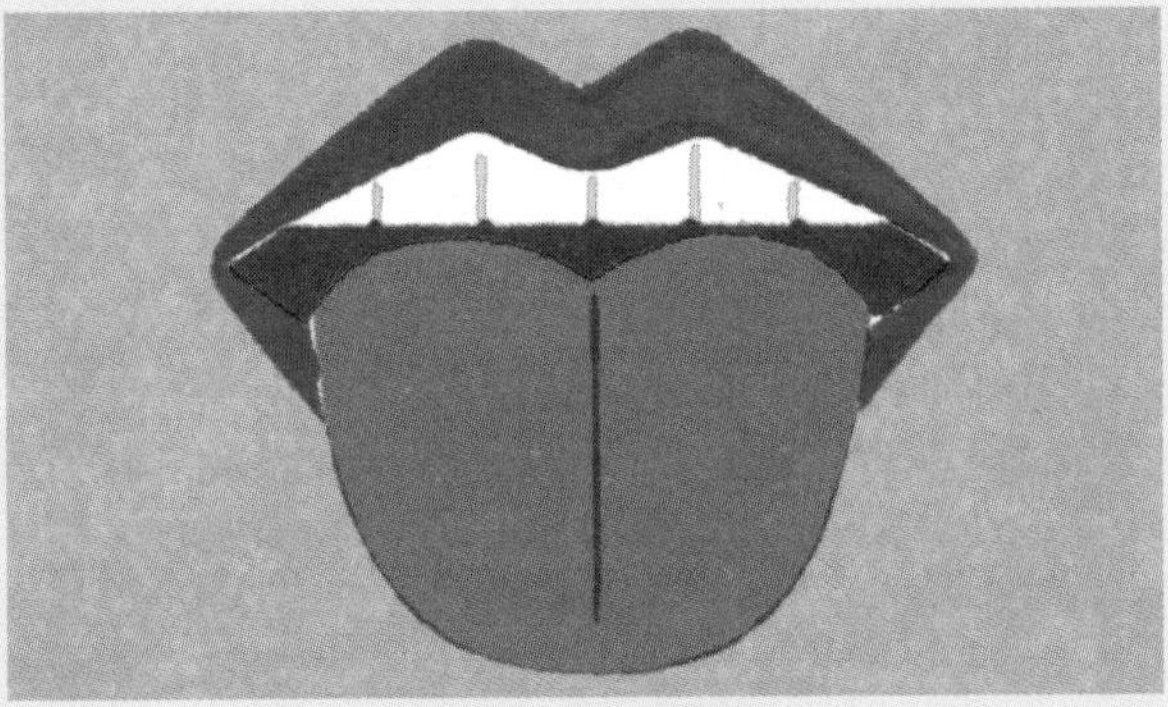

体全体が今どんな状態かを教えてくれる体内の窓口

顔をみて不調や病気を判断する「望診《ぼうしん》」の中で、今の体の状態が一番わかりやすくあらわれるのが舌。「体内の窓口」のようなパーツです。体のほかの部分は皮膚に覆われていますが、舌は薄い粘膜に覆われているだけなので、細胞そのものがみえるようなイメージ。だから、「舌は内臓をうつし出す鏡」と考えられています。

舌をみるときは、形・色・苔の状態をみます。凹凸や厚さに異常がなく適度に潤いがあり、明るく赤みのあるピンク色で、白くて薄い苔が均一についているのが正常な舌。その状態と色や形がどう違うかを考えながら判断します。「苔がある＝不健康」と勘違いしている人が多いのですが、「薄い苔＝正常」です。たしかに苔が分厚い場合は何らかの不調が疑われますが、それと同様にほとんど苔がないのも不調のサインなのです（両サイドや先端など、舌のふちには苔はつきません）。

舌は、その部位ごとに五臓《ごぞう》と相関関係にあります。例えば、真ん中は「脾《ひ》」と関連するので、食べ過ぎなどで胃腸にトラブルが起こると舌の真ん中につく苔に変化が生じます。先端は「心《しん》」の状態を反映します。精神的に不安があるときには、舌が震える、味覚異常が起きるなど、舌に影響があらわれます。

全体が薄いピンク色

肝 心 脾 肺 腎
気虚 血虚 陰虚
気滞 瘀血 痰湿

血が不足しているサイン

正常な舌は明るく赤みのあるピンク色。薄く淡いピンク色のときは、血《けつ》が足りなくなっている証拠です。乱れた食生活で胃腸に負担をかけたり、目の使い過ぎや睡眠不足は思い当たりませんか。胃腸が弱ると血を作れませんし、肝《かん》が弱ると血を貯めておけません。血を補う食材を積極的に摂りましょう。また、薄いピンク色というよりも白っぽい場合は、冷えのサイン。体を温めましょう。

◎食の養生

レバー（牛・鶏・豚）：中医学には「似たものは似たところを補う」という、似類補類《にるいほるい》の考え方がある。レバーは肝臓なので、五臓《ごぞう》の肝を補い、血の貯蔵を助ける。

まぐろ：血や気を補う働きや、手足の冷えをやわらげる働きを持つ頼れる食材。

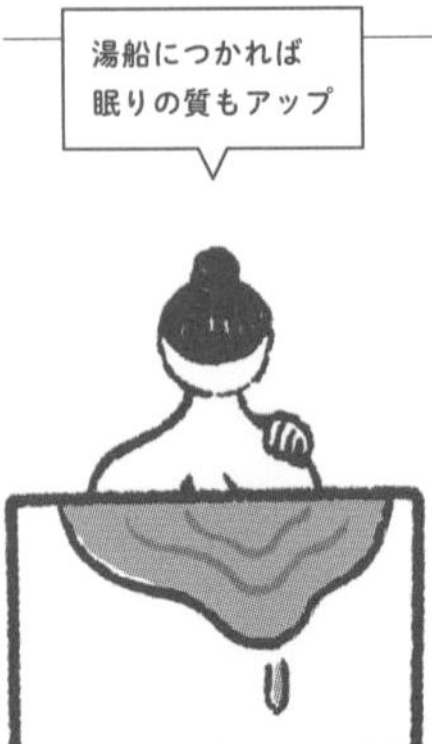

全体が濃い赤色

脾　腎　陰虚

血色がいいのではなく体内の乾燥かも

舌の色が真っ赤なのは、決して「血色がよくて健康的」というわけではありません。これは、体の潤い不足。赤くてさらにひび割れていれば、「カラカラに乾燥中」のサインです。氷入りの冷たい飲み物をゴクゴク飲んだり、スナック菓子で小腹を満たしたりしていませんか。胃腸が弱ると体の潤いとなる水《すい》が作れません。食生活を改めないと、手足がほてる、寝汗が増えるなどの不調につながってしまいますよ。

◎食の養生

いか：水分を補う働きを持つ「白いもの」であり、血を作る助けにもなる。胃腸が弱っている場合は生でなく、加熱して食べよう。

卵：体の中の水を補い、乾燥を改善。胃腸の弱りも助けてくれる。小腹がすいたら、お菓子をつまむより、ゆで卵を1個食べるほうがおすすめ。

水分を摂り過ぎない：「乾いているなら水を飲めばいい」は間違い。温度にかかわらず、水分を摂り過ぎれば胃腸の負担になる。1日に飲む量を見直そう。

全体が紫っぽい色

肝	心	脾	肺	腎
気虚	血虚	陰虚		
気滞	**瘀血**	痰湿		

体の痛みに悩まされていませんか？

舌が紫色をしているのは、ずばり瘀血《おけつ》（ドロドロの汚れた血）が原因です。頭痛、生理痛、肩こりなどに悩まされていませんか。これらの痛みは、瘀血によって全身の血流が悪くなっているために起こります。そのままにしていると、痛みが悪化したり、静脈瘤《じょうみゃくりゅう》ができたりする可能性も。また美容面でも、シミが増えたり、唇や歯ぐきの色、顔色が暗くなることにもつながるので、今すぐ対策をとりましょう。

◎食の養生

にら：血行を促す働きと、「寒邪《かんじゃ》（外部からくる冷え）」を散らす働きを持つので、常に冷えている人向き。

◎暮らしの養生

冷やさない：入浴やカイロなどで温める対策は当然として、まず「冷やさない」ことに注意を向けよう。室内でも靴下を履き、夏でも冷たい飲み物は避けて。

舌

先だけが赤い

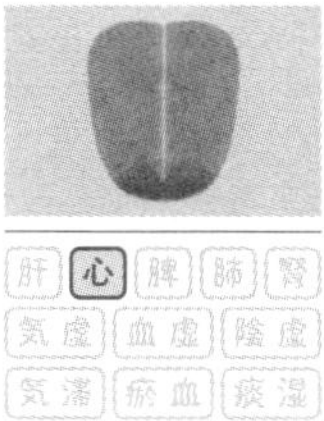

睡眠が足りていない証拠

実は多くの人にみられるのが、舌の先だけ赤くなる状態。なぜなら、睡眠不足のときに先端が赤くなるからです。仕事が残業続き、海外ドラマを観ていたらやめられなくなってなど、さまざまな理由で慢性的に睡眠不足の人も多いと思います。舌の先は五臓《ごぞう》の心《しん》と関係が深く、赤くなっているなら心も弱っている可能性が。夜更かしを続けていると、寝つきが悪くなったり、血圧が高くなってしまいますよ。

◎暮らしの養生

きちんと寝る：食養生よりも、まずは睡眠時間を増やすことが大切。30分でも早く寝るなど、できる範囲できちんと睡眠をとろう。寝室にスマホやタブレットは持ち込まないで。

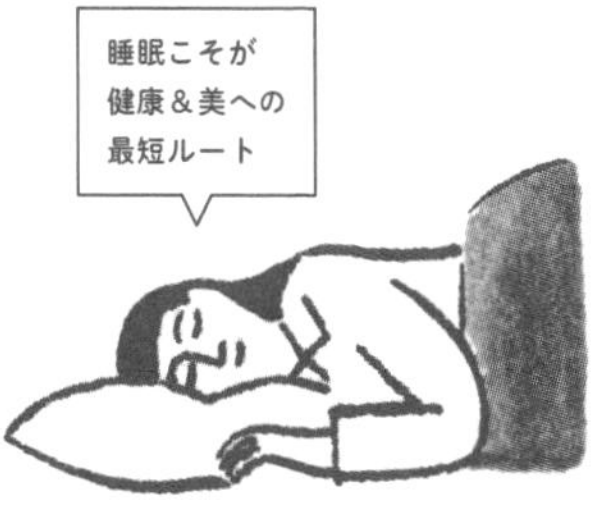

両サイドが赤い

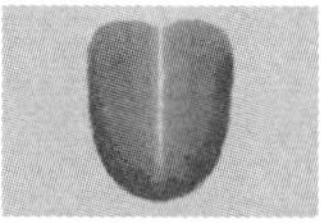

肝	心	脾	肺	腎
気虚	血虚	陰虚		
気滞	瘀血	痰湿		

ストレスが溜まっているのかも

些細なことでイライラする、泣く、怒る、バカ笑いするなど情緒が不安定、心配事がある。そんな人の舌は、両サイドがピンクよりも赤くなっているかもしれません。肝《かん》にトラブルを抱えていると、舌の両サイドが赤くなります。肝はストレスを処理する働きをしているので、ストレスが強いと弱ります。このままでは、目にも不快な症状があらわれる可能性が。そうならないためにも、ストレスはこまめに解消を。

◎食の養生

三つ葉：気《き》を動かして滞りを解消する働きを持つ。イライラやうつうつとする気分が続くときに。香りの効果を得るためにも、加熱し過ぎないで。

◎暮らしの養生

深呼吸：すぐできる簡単なストレス対処法が深呼吸。まず口から息をゆっくり吐き切り、続けて鼻から5秒くらいかけて息を吸う。そして再び口からゆっくり息を吐く。これを3回くらい繰り返してみよう。

白い苔が厚くついている

肝 心 **脾** 肺 腎
気虚 血虚 陰虚
気滞 瘀血 **痰湿**

食べ過ぎで胃腸がお疲れ気味かも

「今日は舌がすごく白いな」というとき、この場合の〝白い〟は、舌そのものの色がみえないくらい、厚い苔に覆われているような状態です。食べ過ぎ飲み過ぎで胃腸を弱らせ、水《すい》が停滞していると厚くなりがち（❶）。また、よかれと思って水をまいにち2リットル飲むなどの水分の摂り過ぎでも胃腸は弱ります。放置すると水分の滞りだけでなく、不要なヘドロのようなもの（痰湿《たんしつ》）が溜まってしまう可能性が（❷）。

◎食の養生

❶❷の場合
豆類：いんげん豆、枝豆、空豆、レンズ豆などの豆類は、水の代謝を調整し、余分な湿を取り除く。

❶の場合
あずき：体内の余分な水分を排出してくれる。体が重だるいなというときに、あずきの煮汁を飲むのが特におすすめ。

❷の場合
海藻類：わかめ、昆布、海苔、あおさ、もずくなどの海藻類は、体内の不要物を排出してくれる。

黄色い苔が厚くついている

肝　心　脾　肺　腎
気虚　血虚　陰虚
気滞　瘀血　痰湿

胃腸が悲鳴を上げているサイン

飲み会の途中でトイレに行ったときに、鏡で舌をみてください。「うわっ苔がびっしり！」と驚くはずです。しかも、そんなときには白というより黄色っぽい苔が舌を厚く覆っているかもしれません。舌にはそのくらい顕著に体調があらわれるのです。

会食が続いてお酒や油っこいものを摂り過ぎている人、コーヒーや紅茶に必ず砂糖を入れる人、「辛いものを食べるの

◎食の養生

うり類：きゅうり、白うり、冬瓜、すいかなどのうり類は、全般的に熱を冷ます働きを持つ。

海藻類：わかめ、昆布、海苔、あおさ、もずくなどの海藻類は、熱を冷まし体内の不要物を排出してくれるので、舌に黄色い苔があるときの強い味方。

油・甘・辛を避ける：油っこいもの、甘いもの、辛いものは避けて、薄味で消化のいいものを摂ろう。

がストレス発散！」と、激辛料理ばかり食べている人。こんな人は、舌が黄色い苔に覆われているはず。そのような食生活で脾《ひ》（胃腸）を弱らせ、体内に湿《しつ》（余分な水分）とドロドロした痰《たん》のようなもの、両方を溜めてしまっているのです。さらに熱も溜まっていると苔の色が黄色くなります。

　また、イライラ、怒りなどで感情が昂《たか》ぶっても熱が溜まります。「最近怒りっぽいね」と言われたりしたら、自覚していなくてもストレスが溜まっているのかもしれません。〝イライラした気分でお酒を飲む〟のは、最も湿・痰・熱を溜める原因になります。思い当たる人はちょっとお酒の回数を減らし、きゅうりとわかめの酢の物など、熱を冷まし余分なものを出す働きのある食材を食べてみて。

　食べ物は想像以上に体調や感情に影響します。食べ物を少し変えるだけで、黄色い苔が減っていきますよ。

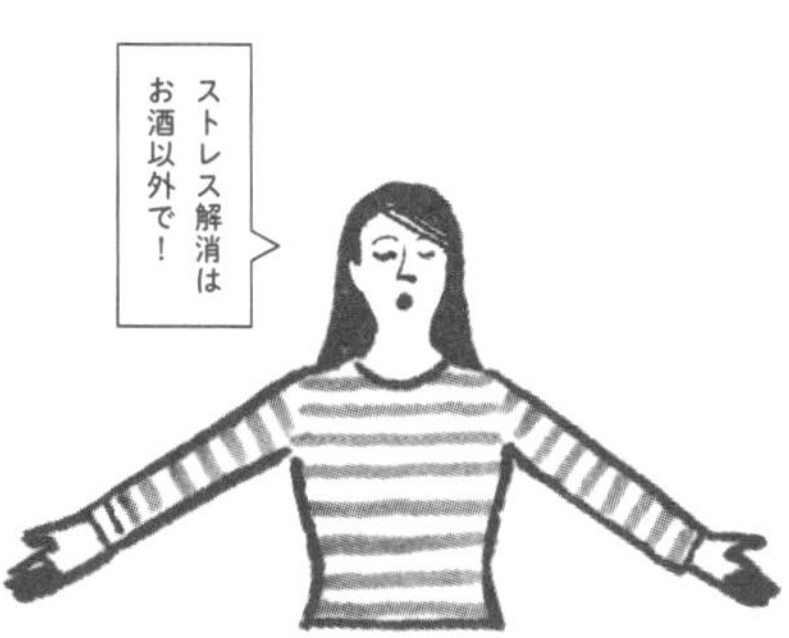

苔がほとんどない

肝　心　**脾**　肺　**腎**
気虚　**血虚**　**陰虚**
気滞　瘀血　痰湿

心身が疲れ果てている可能性大

体力がないいわゆる虚弱体質の人、疲労が激しい人などは、舌に苔がほとんどない場合も。これは、疲れ切って生命力の要の腎《じん》も胃腸機能の脾《ひ》も弱り、血《けつ》や水《すい》を作る力がなく両方が不足した状態です。そもそも血や水のもととなる食事をきちんと摂れていない可能性が大。帰宅したら眠るだけ、朝食も食べずに出かけるような生活が続くと、元気な人でも消耗して抵抗力が落ちます。休日をつくって休みましょう。

◎食の養生

鴨肉：潤いを補う働きと血を補う働き、両方を持つ。肉類は、胃腸の調子が悪くなければ食べてＯＫ。

貝類：赤貝、あさり、牡蠣などの貝類は、血を補い、不眠や不安感なども改善する。

黒いもの、豆類、ナッツ：黒ごま、黒米、黒豆などの黒い食べ物や枝豆、大豆などの豆類、松の実、くるみ、カシューナッツなどのナッツは腎の弱りに効果的。

表面に亀裂（ひび割れ）がある

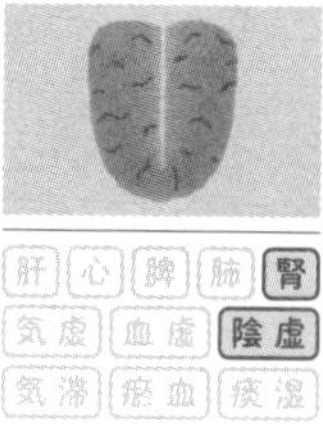

潤い不足で体内がカラカラかも

妙にのどが渇いて冷たい飲み物を欲する。顔や手足がほてる。便秘がち。これらは、ストレスや老化で潤いが作れず体の中が乾燥した状態で、舌にはひび割れが多くなります。ただし、舌の中央に縦に1本入る線は問題ありません。それ以外の部分や両サイドにひび割れが多いなら、潤い不足のサイン。生まれつきひび割れがある人は、「妙にのどが渇く」などの症状がなければ気にしなくても大丈夫です。

◎食の養生

トマト：潤いを与え、体の熱を冷ます働きを持つ。冷たいままだと体を冷やし過ぎるので、加熱調理して食べよう。

キウイフルーツ：水《すい》を作り出して体内を潤す。胃腸の調子を整えたり、加齢とともに弱る腎にもよい効能がある。

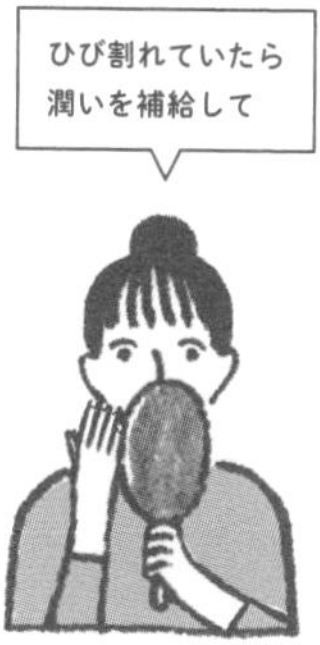

周囲がでこぼこしている

余分な水分が溜まっていたり疲れ過ぎている証拠

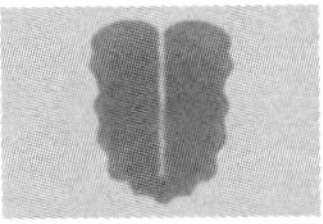

肝	心	脾	肺	腎
気虚	血虚	陰虚		
気滞	瘀血	**痰湿**		

舌の輪郭部分に歯形がついて、波打つようにでこぼこしているときは、余分な水分が溜まってむくんでいる場合もありますが、多くの場合はエネルギー（気《き》）不足の状態です。気には筋肉を引き締める作用があるので、不足すると力が抜けてたるんだような状態になります。これによって舌がだらんと広がって歯に押しつけられ、歯形がつくのです。

◎食の養生

ホクホクするもの：じゃがいも、さつまいも、かぼちゃなどのホクホクした食感の食べ物はエネルギー補給に最適。

甘酒：〝飲む点滴〟とも呼ばれるほど、エネルギー補給や体全体を元気にする働きが強い。

◎暮らしの養生

水分を摂り過ぎない：舌の周囲がでこぼこしているだけでなく、普段から足のむくみなども気になる人は、水分を摂り過ぎている可能性大。1日2リットルの水を飲むことは、決してすべての人に当てはまる健康法ではない。のどが渇いたときに少量

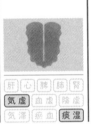

眠ることも含めてですが、〝体を休める〟ことを意識して過ごしていますか。仕事が休みの日は出かけないともったいない気がして、朝から晩まで買い物に出かける人、休日も習い事やジム通いの予定でスケジュールがびっしりの人。舌の側面がでこぼこしているなら、休養が必要かもしれません。外出先から帰ってきたときにすっきりしているならよいのですが、ぐったり疲れ切っているなら本末転倒です。

エネルギー不足のときは、まず体を休ませる。動かないことが第一です。ここはあえて「休む」という予定を先に入れて、残りの時間に仕事や遊びのスケジュールを考えるという、発想の転換をしてみましょう。

食後は眠くなるのが当たり前と思っている人がいますが、これも気の不足によって起こります。思い当たる人は、意識的に心身をリラックスさせましょう。

ずつ飲むことを心がけよう。

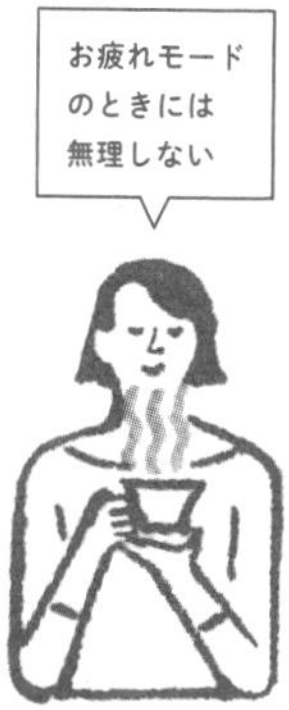

舌

裏側の血管が紫色、ふくらんでいる

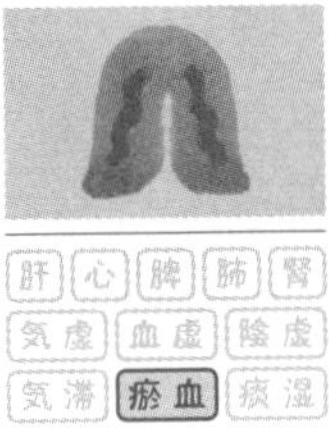

ドロドロの汚れた血が全身に〝万病のもと〟なのですぐに改善を

週に何度もファストフードを食べたり、夕食では空きっ腹に「とりあえずビール」がお決まりだったりしませんか。冬でもスカートにストッキングが定番スタイル、寝る直前までスマホをいじっている、という人も要注意です。

油っこい料理やお菓子の食べ過ぎ、冷え、睡眠不足、強いストレス。これらはすべて、体内の血《けつ》をドロドロの汚れた状

◎食の養生

玉ねぎ：血行を促す働きを持ち、血の滞り、かたまりなども解消する。気を巡らせてストレスに弱い肝を助ける働きも。

青魚：いわし、かんぱち、さんま、さばなどの青魚全般は、血行を促す働きの成分を持っている。

香草：クレソン、セージ、バジル、パセリ、ローズマリーなどの香草には、血行を促す働きが。大量に食べられないものが多いので、メインのおかずには必ず香草を添えるなどの工夫を。

態にしてしまい、その結果、血流も悪くしていきます。

　こうした生活習慣で瘀血《おけつ》の状態になると、舌の裏の血管は紫色や黒っぽい色になります。血管が張ってふくらんでいたり、舌に黒いシミができていたり、歯ぐきや唇の色も暗いかもしれません。頭痛、腰痛、生理痛などの〝痛み〟を伴っている人も多いでしょう。

　特に肉眼でみてはっきりと血管が紫で小さなこぶができているときは、ひどい瘀血のサイン。放っておくと高脂血症や高血圧症など、さまざまな生活習慣病の原因になります。血のかたまりができやすく、脳梗塞や脳卒中などの血管系の病気を引き起こす可能性もあります。

　血流をよくする食材を摂るとともに、体を冷やさない、睡眠不足を避ける、1日に1回は野菜たっぷりの食事を摂るなど、瘀血を生み出さない生活を心がけましょう。

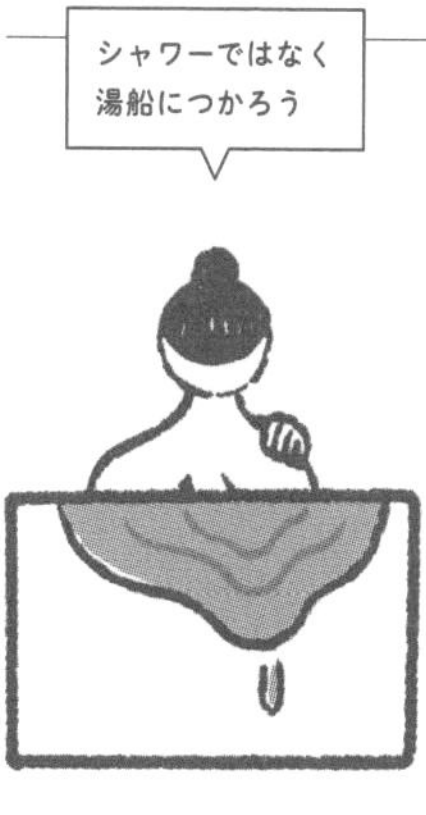

大きく厚みがある／小さく薄い

肝　心　脾　肺　腎
気虚　血虚　陰虚
気滞　瘀血　痰湿

完全なエネルギー不足状態
食養生＆休息が必要です

舌がぼてっと大きく厚くみえるとき、逆に小さくて薄くペラペラな感じにみえるとき。どちらもエネルギー（気《き》）が不足した状態です。ここ最近、忙しくてバタバタしている人、倦怠感がとれず気力がわかない人。無理を続けている人は、舌をみると以前とは違う形になっているかもしれません。

大きくなっているのは、筋肉をギュッと引き締める作用の

◎食の養生

❶❷の場合
いも類：じゃがいも、さつまいも、さといも、山芋などのいも類は、胃腸の働きを整えながら気を補ってくれる、疲労時の強い味方。

さやいんげん：体力や気力を補い、抵抗力も高める働きを持つ。食欲不振や疲労、倦怠感などを改善する。

❶の場合
牛タン：体内の余分な水分を排出する働きがある。目の疲れにも。

❷の場合
すっぽん：精《せい》のつく食材として有名だが、実際に効果あり。体内を潤す働きがあり、生命力の源である腎《じん》を

ある気の働きが落ちた結果、ぼわんとふくらんでしまうから。体内に余分な水分を溜め過ぎて、むくみを伴っていることもあります（❶）。

逆に小さい、薄くてペラペラというときは、気の不足に加えて、体の中の潤い不足も疑われます（❷）。力がないので硬さやハリがなく薄い印象になり、潤いも足りないため乾燥して小さくなってしまう。ほかにものぼせる、寝汗をかくなどの症状があれば、潤い不足のサインです。普段から声が小さくて元気がない人も、舌が薄い場合が多いです。

どちらの場合も、エネルギーチャージが必要。たいしたことはないと無理を続けると、内臓の働きが低下して栄養をうまく吸収できなくなっていき、ますます疲れやすくなります。さらに、体温が低くなり病気にかかりやすくなる可能性も。食事と休むこと、両方で整えていきましょう。

補う働きも持つ。元気がないときに食べてみて。

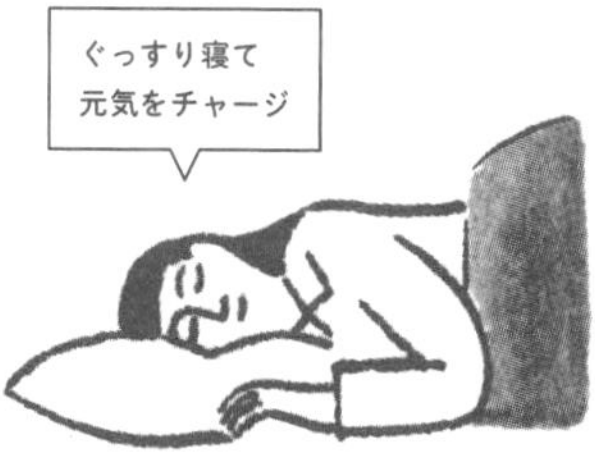

曲がっている

病気の可能性があるので即病院へ

舌をまっすぐ出しているつもりなのに、左右のどちらかに曲がって出てしまうときは、脳梗塞など緊急性の高い病気の可能性があります。至急、病院で診てもらいましょう。

中医学では、何かの理由で血《けつ》や水《すい》の流れがつまっている、血流障害が起きていると考えます。真夏に外回りで汗だくになった後、冷房がガンガンにきいた部屋に入ったりして急に冷えたときや、風邪をひいたときになる場合も。

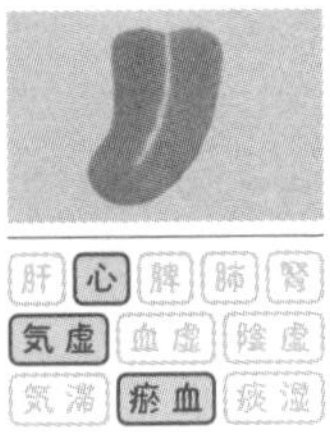

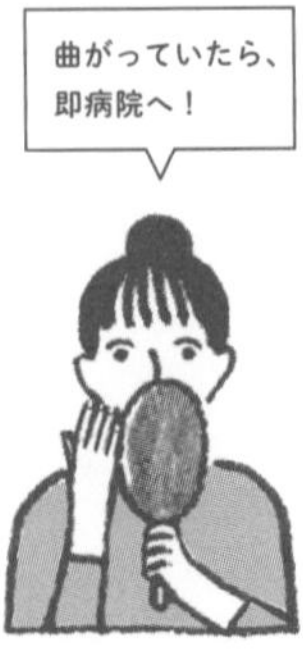

出したときに震える

肝 心 脾 肺 腎
気虚 **血虚** 陰虚
気滞 瘀血 痰湿

エネルギーや血が枯渇しているかも

舌をチェックするときに、自分では止めているつもりなのに舌がプルプルと震えてしまうのはエネルギー（気《き》）不足のサインです（❶）。最近忙し過ぎて週末も休んでいないというような人は、この兆候を見逃さず、休息をとりましょう。

または、血《けつ》が不足している可能性も。もし「氷をガリガリかじって食べたい」という欲求があれば、貧血のサインです（❷）。血を補う食材を摂り、整えていきましょう。

◎食の養生

❶の場合
かぼちゃ：気力や体力を補い、胃腸などの臓器の機能も整える。

❷の場合
なつめ：血を補い、貧血によるふらつきやめまいなどをやわらげる。胃腸の働きも正常に導く。

◎暮らしの養生

❶の場合
休息をとる：まず休むことが必要。眠るだけでなく、仕事から離れてパソコンやスマホをみない時間をつくって。

歯・歯ぐき

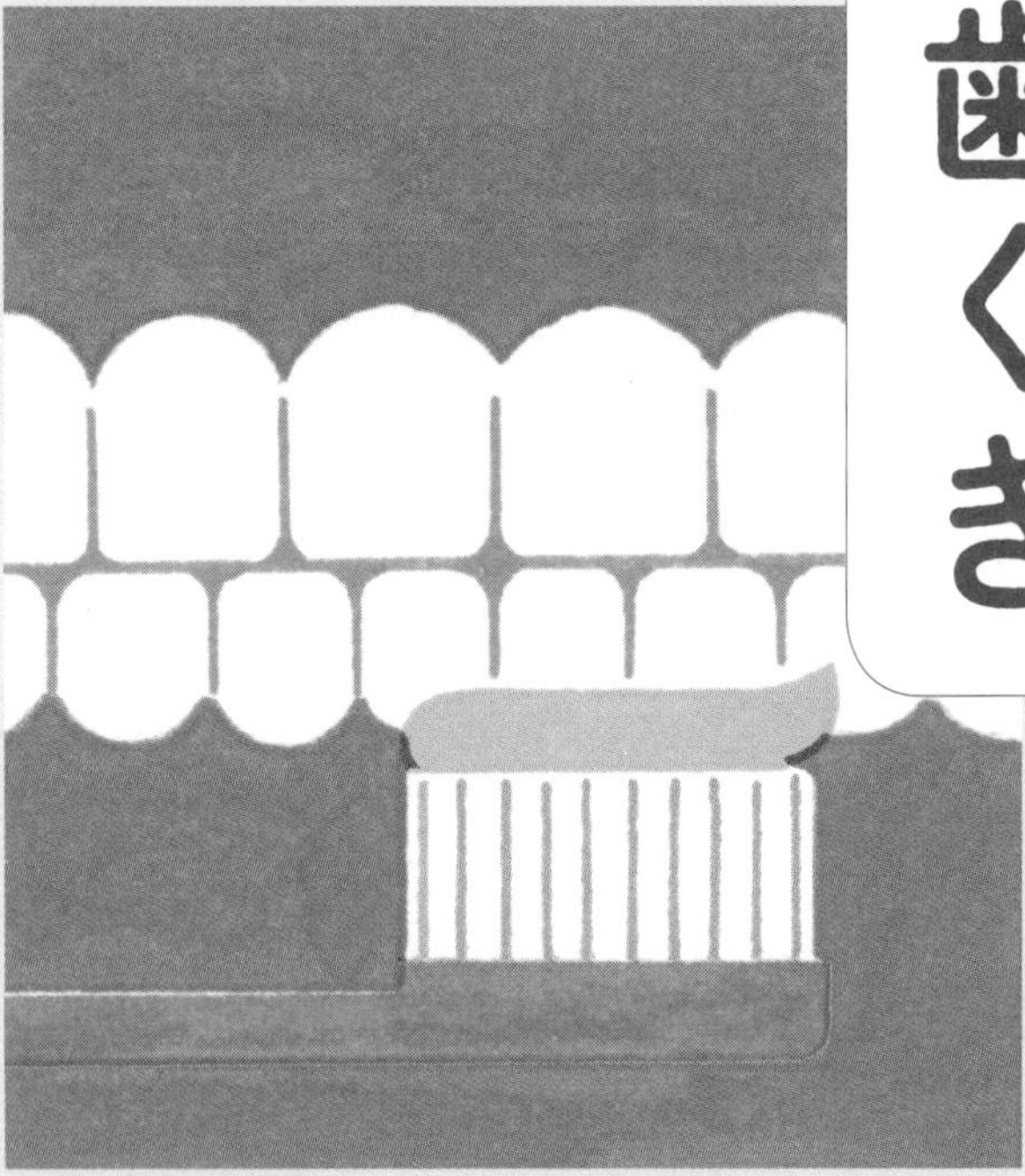

生命力の強さ、弱さと「腎」「脾」の状態がわかる

成長するにつれて歯が生え、年をとると歯が抜けていくことを考えるとわかるように、歯は成長と老化の度合いがわかるバロメーターのひとつです。

中医学的には、五臓《ごぞう》の中で成長発育を担っているのは「腎《じん》」なので、歯の状態は腎と深く関わるとされています。例えば、若いのに虫歯になりやすい、歯が抜けるといった場合は腎が弱っていると考えます。また、歯は構成物質が骨と似ていて、骨も腎とつながりが深いので、骨の状態もわかります。歯が弱いということは、全身の骨も弱いと考えられるので、中高年の方は骨粗鬆症《こつそしょうしょう》にならないよう注意が必要です。先天的に腎の働きが弱い子どもは、歯が生えるのが遅く、身長も伸びにくいことがあり、その場合は漢方薬をおすすめすることもあります。

歯を支える歯ぐきは、その色に体の状態があらわれ、健康なときは濃いピンク色をしています。歯ぐきは「歯肉《しにく》」ともいい、「脾《ひ》」と深く関係します。歯ぐきのトラブルや、やせて下がってくるなどの場合は、脾が弱っていると考えます。歯ぐきに気になる症状がある人は、食べ物をよく噛むことを意識してください。胃腸の栄養吸収が高まるので脾が元気になり、歯ぐきも丈夫になってきますよ。

虫歯になりやすい

甘いものの摂り過ぎはもちろん老化が進んでいる可能性も

「甘いものを大量に食べるから、虫歯になるんでしょ?」「中医学とは関係なく、ちゃんと歯磨きをしないからですよね」。はい、おっしゃるとおり。甘いもの、砂糖が入ったものを食べ過ぎる、歯磨きを丁寧にしていないといった物理的な理由で、虫歯はできやすくなります。特に炭酸飲料やジュース、甘い飲み物をよく飲む人は、虫歯が多いと思います。

肝	心	脾	肺	**腎**
気虚		血虚		陰虚
気滞		瘀血		痰湿

◎食の養生

黒いもの：腎といえば「黒いもの」が一番に挙がるほど、腎の働きを高める力がある。黒きくらげ、黒ごま、黒豆、黒米、ひじき、海苔、黒砂糖、黒酢などを意識的に摂ろう。

◎暮らしの養生

腎をいたわる：足腰をちゃんと使う、曲げ伸ばしをすることが、腎を元気に保つコツ。まいにち15分程度は歩く、食後に屈伸運動をするなど、できることを取り入れよう。体を冷やさない、夜きちんと寝るといったことも、老化対策には重要。

盲点なのはスポーツドリンク。実は想像以上の量の糖分が入っているので、飲み過ぎには注意したいですね。スポーツをしない人が多量に飲む必要はないと思います。

そういった甘いものの摂り過ぎなどがなく、歯磨きも普通にしているのに虫歯ができやすい場合は、腎《じん》に原因があるかもしれません。中医学では歯は腎と関係が深いため、虫歯になりやすい人は腎が生まれつき弱い、または何かしらの原因で腎が弱っていると考えます。腎は成長発育、老化の過程に大きく関わっているので、足腰を鍛える、冷やさないといった老化対策が、腎をいたわり健康に保つことにつながります。

慢性的に疲れている人、最近体力が落ちたと感じている人、急に白髪が増えた人などは、腎が弱っている可能性あり。よく歩いて足腰を鍛えましょう。それが虫歯になりにくい歯を作ることにもつながります。

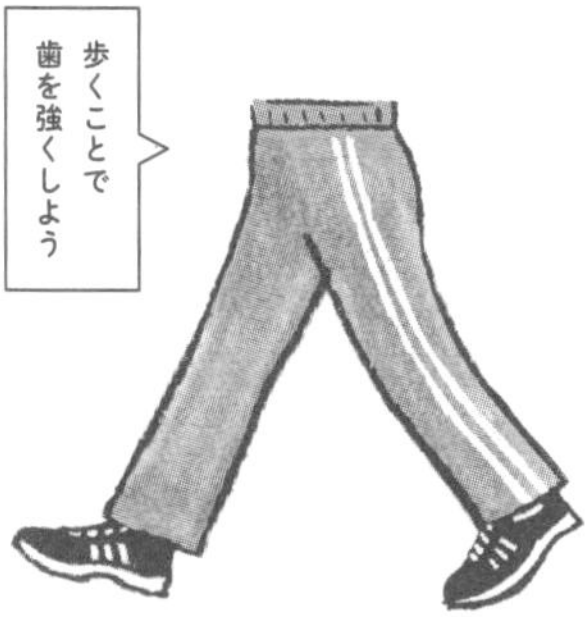

歯ぐきの色が薄い

肝	心	**脾**	肺	腎
気虚		**血虚**		陰虚
気滞		瘀血		痰湿

偏食やストレスで血が不足気味

歯ぐきの色も、舌と同様に体の状態によって変わります。歯ぐきの色がなんだか薄く白っぽいようなら、血《けつ》が足りなくなっているサイン。病気で手術をした後、また女性の場合は生理の最中や前後、出産後など、物理的に血を失った場合にも起こります。偏食気味、無理なダイエットをしている、ストレスで胃がやられているなどの場合も、血を充分に作ったり貯めたりできなくなるので、歯ぐきの色は薄くなります。

◎食の養生

魚全般：かつお、さば、すずき、太刀魚、にしん、ぶり、まぐろなどは、血を作る働きに優れている。意識して多めに摂ろう。

ほうれん草：葉物野菜の中でも血を作る働きに優れている。潤いを作ったり便秘の改善も。

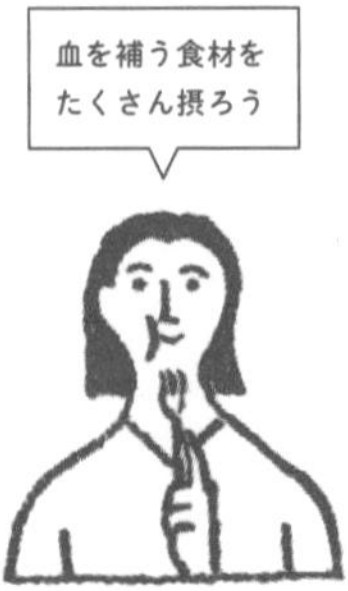

歯ぐきが赤い

肝　心　**脾**　肺　腎
気虚　血虚　**陰虚**
気滞　瘀血　痰湿

激辛料理を食べ過ぎていない？

歯ぐきの色が濃いピンクというより真っ赤に近い場合は、潤いが足りなくなり、熱が体内にこもっている状態です。辛い味が好きで何にでも唐辛子をかけたりしていませんか。水を飲んでも飲んでものどが渇く、寝汗をよくかく、頭痛があるなどの症状も、熱が溜まっているサインです。

しばらく激辛料理はお休みしましょう。そうしないと、気分のイライラや頭痛が悪化しかねませんよ。

◎食の養生

豆腐：潤いを補給し、さらに熱を冷まして整えてくれる。

うり類、夏野菜：きゅうり、ズッキーニ、すいか、冬瓜などのうり類、なす、トマトなどのいわゆる夏野菜は、体にこもった熱を外に出す働きを持つものが多い。

歯ぐきが黒っぽい（紫っぽい）

肝	心	**脾**	肺	腎
気虚		血虚	陰虚	
気滞		**瘀血**	痰湿	

冷やし過ぎでドロドロ血だらけ!?

朝食にスムージー、仕事中にコンビニのアイスラテを飲み、夜は友達と居酒屋でビールをゴクゴク。こんな食生活がお決まりになっていると、全身の冷えと胃腸の負担が加速し、ドロドロの汚れた血になっていきます。すると、歯ぐきも唇も舌の色も暗い色に。体が常に冷えていると、肩こりやむくみも悪化してしまいます。歯ぐきが濃い紫や黒っぽい色をしていたら、まずは冷たい飲み物を減らしましょう。

◎食の養生

お酢：血行を促進する力が強く、消化不良などによる胃腸の疲れも整えてくれる。

黒砂糖：血《けつ》の滞りやかたまりを解消する働きに加え、胃腸を担う脾《ひ》を温める働きも持つ。粉末タイプなら、料理や飲み物にも使いやすい。

歯ぐきから血が出る

肝　心　**脾**　肺　腎
気虚　血虚　**陰虚**
気滞　瘀血　痰湿

体内にこもった熱が出血を引き起こす

中医学には「血《けつ》が熱を持つと暴れ出す」という考えがあります。出血するのは、体内に熱がこもり血が熱を帯びる（血《けつ》熱《ねつ》）からです。歯ブラシで傷つけた程度ならすぐに止まると思いますが、なかなか止まらない場合は病院に行きましょう。ウイルスや細菌に感染して熱が生まれ、血が熱を持っているのかもしれません。放置すると、口臭の原因になることも。熱を冷ます食材をやわらかく調理して食べましょう。

◎食の養生

白菜：解熱の働きを持つ。利尿作用もあり、お腹の調子も整える。

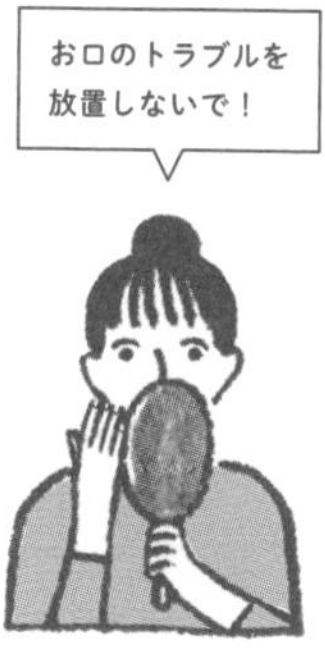

歯ぐきが腫れる

肝	心	**脾**	肺	腎
気虚	血虚	**陰虚**		
気滞	瘀血	痰湿		

発熱か体の潤い不足
胃腸に負担をかけないで

歯ぐきの腫《は》れは、痛くてかなり不快ですよね。急に腫れる場合は、風邪などの感染症で高熱を出し、炎症を起こしていると考えられます（❶）。虫歯がひどくなって炎症が歯ぐきにもおよんだ、歯槽膿漏《しそうのうろう》が悪化したなどの場合も腫れます。この場合、潤いを補給しながら熱を冷ますことが必要です。

急性ではなく、腫れて鈍痛が続くような場合は、実は体内

◎食の養生

❶の場合

柿、梨：風邪などの感染症で高熱が出ているときには、食べやすい果物を。どちらも熱を冷ます働きを持つ。

うり類、夏野菜：きゅうり、ズッキーニ、すいか、冬瓜などのうり類、なす、トマトなどのいわゆる夏野菜は、体にこもった熱を外に出す働きを持つものが多い。

❷の場合

乳製品：牛乳、ヨーグルト、チーズなどの乳製品は、水を生み出して体の中を潤わせる。

の潤い不足がひどくなっています。最近、寝込むような病気をしましたか。もしくは、サウナや岩盤浴、ホットヨガなどに頻繁《ひんぱん》に行っていませんか。病気や手術で体力を消耗した、過度な発汗で体を消耗させたなどで、体の潤いが極端に減っているのかもしれません（❷）。

胃腸の疲れも関係があります。消化吸収を担っている脾《ひ》は、食べたものから気《き》血水《けつすい》を作っています。当然、胃腸が疲れると体に必要な量の血《けつ》や水《すい》が作れません。そのため乾燥してしまい、乾燥していると肌や歯ぐきなどが敏感になるため、ちょっとした刺激でも炎症が起きやすくなるのです。暴飲暴食、甘いもの、油が多く消化の悪いものなどの食べ過ぎは、腫れの治りを遅くします。冷えやストレスも胃腸を弱らせるので、体を冷やさないこと、ストレスを溜めないことも意識しましょう。

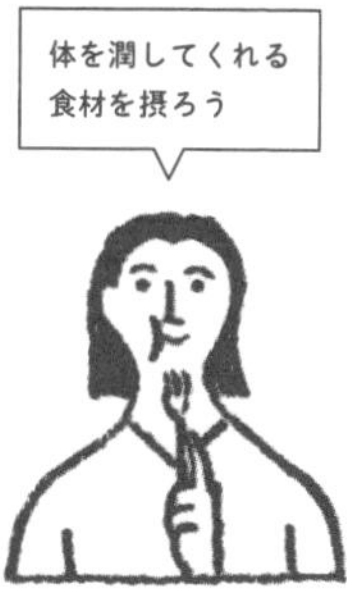

鼻

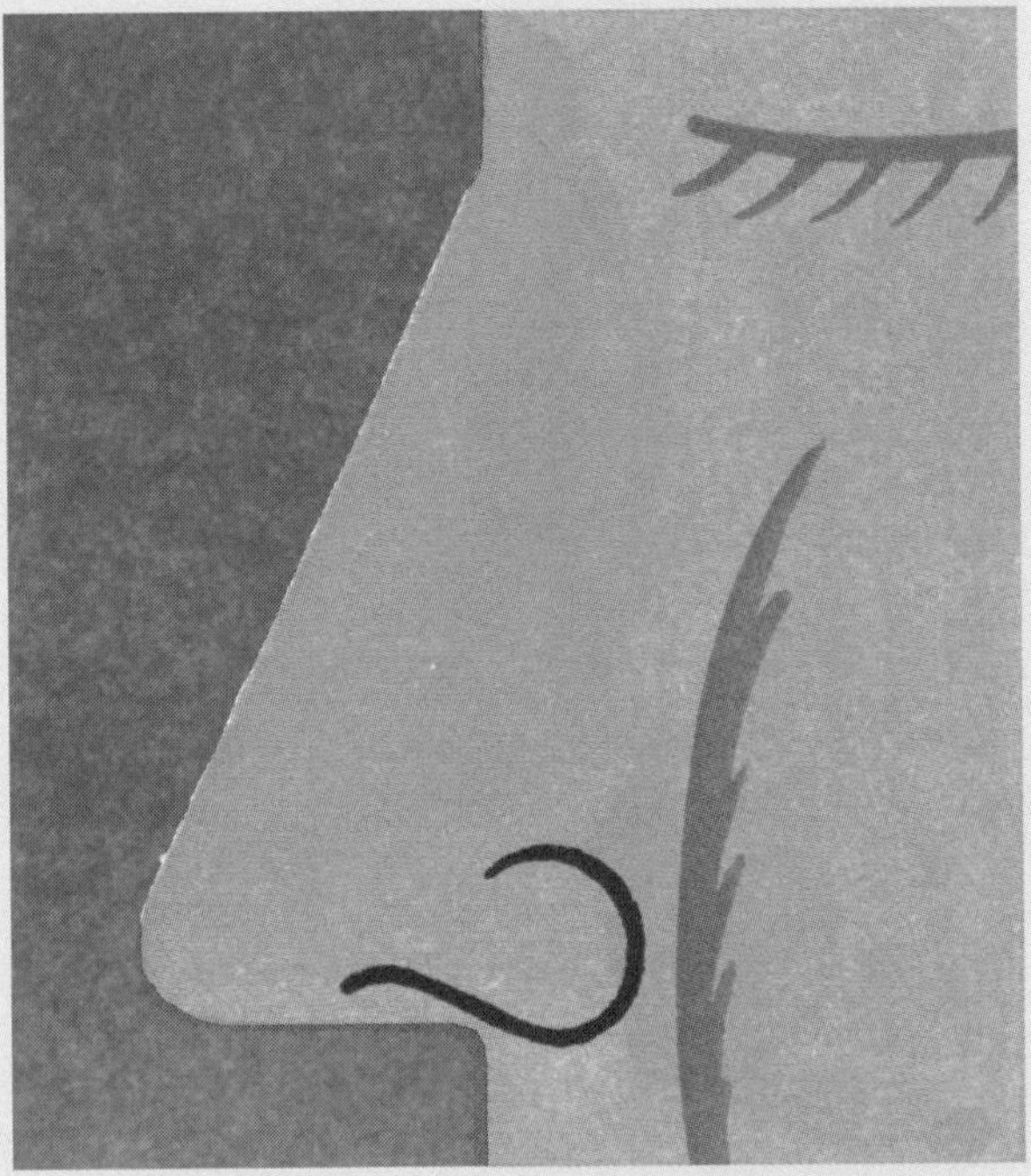

透明の鼻水が出る／
黄色い鼻水が出る →P102

鼻がつまりやすい →P106

鼻の頭が赤い →P108

鼻血が出やすい →P104

鼻の穴の内側に
吹き出物ができやすい →P107

呼吸器のトラブルと「肺」の状態がわかる

鼻は顔の中央にドンと位置していますが、そのものの状態というよりは、むしろ鼻水などの分泌物を参考にしながら、トラブルの有無をチェックします。

鼻は呼吸器のひとつで、空気を体内に取り入れる器官です。

中医学での位置づけとしては、鼻は五臓《ごぞう》の中の「肺《はい》」とつながっているので、鼻にトラブルがあるなら肺が弱っている、呼吸器系に何か負担がかかっている、と考えます。また、肺と関係の深い胃腸（脾《ひ》）のトラブルも疑います。

呼吸がスムーズにできていて、鼻水が極端に多くなければ正常な状態です。鼻の中にはホコリや細菌などのごみをキャッチして体の中に入るのを防ぐフィルターがあり、体を守る働きをしています。ごみがあまりにも多い場合は、鼻水としてまとめて外に出しています。鼻水が多いときや濃い黄色をしているときは、肺にも負担がかかっていると考え、肺に溜まった熱を冷ますようにします。

鼻の頭や小鼻の毛穴が目立つ、鼻の周辺にニキビができやすいなどのトラブルは顔全体の症状ととらえて、対処していきます。（Ｐ１１０～参照）

鼻

透明の鼻水が出る／黄色い鼻水が出る

肝 心 **脾** **肺** 腎
気虚 血虚 陰虚
気滞 瘀血 **痰湿**

透明は冷え、黄色は熱色によって対策が変わる

透明な鼻水がダラダラと出るなら、体が冷え過ぎている可能性が高いです（❶）。部屋の中でずっと薄着で過ごしていませんか。素足を出すような服装をしていませんか。飲食店で出される氷水を一気に飲んでいませんか。

体はさまざまな理由で簡単に冷えてしまいます。服や食べ物で温めることを意識し、夏でも「冷やし過ぎない」ことを

◎**食の養生**

❶の場合

しょうが、にら、ねぎ：どれも体を温め、不要物を排出する働きも持つ。しょうがは温めながら邪気を取り払う。にら、ねぎは全身を温める。

❷の場合

りんご、梨、パイナップル、バナナ：風邪などのウイルスで熱がこもっているときは、熱を冷ます働きの強い果物を食べよう。

夏野菜：きゅうり、トマト、なす、オクラ、ズッキーニなどの夏野菜は、こもった熱を排出する働きがある。生のままだと体が冷え過ぎるので、生野菜サラダよりも加熱して食べるのがおすすめ。

心がけましょう。ゾクゾクと寒気がしてくしゃみが出たら、そのまま風邪をひいてしまいますよ。

鼻水が黄色や緑色っぽいときは、鼻から肺《はい》が風邪などのウイルスや花粉などでダメージを受け、粘膜の熱が過剰になっているのが原因です（❷）。鼻水以外にも目が充血している、口が乾く感じがする、目やのどがかゆいなどの症状があるなら、熱が溜まっているサインです。

また鼻水のほかに、しょっちゅうイライラする、便秘や下痢を繰り返すなどの症状があれば、強いストレスがありそれが熱をもたらしているかもしれません。

黄色い鼻水が出るなら、溜まっている熱を食材などでクールダウンしましょう。サウナや岩盤浴、ホットヨガなど、強制的に温めて汗を出すようなことをすると、さらに熱を溜めてしまうので、のぼせるような行為は避けてください。

香りの強いもの：香りにはストレスをやわらげる働きがある。かんきつ類、香草などの香りの強いものを適度に摂ろう。

◎暮らしの養生

❶の場合

冷やさない：薄着、冷たい食べ物、飲み物の摂り過ぎなどに注意して、まず冷やさないようにしよう。温かい飲み物でも、摂り過ぎると冷えの原因になる。飲み過ぎの自覚がある人は減らそう。

鼻

鼻血が出やすい

肝	心	脾	肺	腎
気虚	血虚	陰虚		
気滞	瘀血	痰湿		

胃腸がお疲れモード
もしくはストレスの溜め過ぎ

ずっとまともな食事を摂れていなくて、ジャンクフードやインスタント食品ばかり。1日中イライラしている。嬉しいことがあって興奮し過ぎた。こんなことに覚えのある人は、鼻血が出やすくても不思議ではありません。

食生活が乱れて胃腸を弱らせ、エネルギー（気《き》）も血《けつ》も不足していると、血を内側に留め、漏れ出ないようにキープす

◎**食の養生**

❶の場合
さつまいも粥：さつまいもとお米の組み合わせは、気を補いながら、胃腸を整えてくれる。

❷の場合
グレープフルーツ：滞っている気を巡らせてイライラを解消し、血が熱を持って上昇する動きをやわらげる。カッと怒ってしまい、落ち着きたいようなときに最適。果汁100％のジュースでもいい。

鼻

る働きが低下してしまいます。この場合、じわっとにじむような鼻血が出やすくなります（❶）。

また、急激に血が熱を持って上昇した結果、鼻血が出る、目が血走るなどの形であらわれることもあります。その場合は、ダラダラと鼻血が流れます（❷）。カッとなって怒鳴ったような場合だけでなく、小さなストレスをずっと抱えている場合も、やはり熱が溜まります。ストレスに対処する肝《かん》も弱っていきます。こんな人は、鼻血だけでなくのぼせや頭痛、PMS症状があるかもしれません。

エネルギーを補給できるものを食べる、自分なりのストレス発散法を探すなどの対策をして、気になる症状を改善していきましょう。

長期間鼻血が止まらない場合は病気の可能性もあるので、病院で診てもらってください。

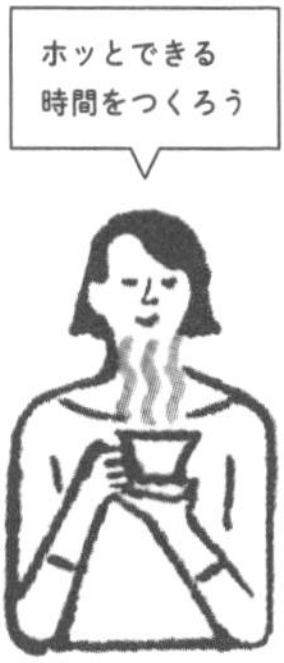

鼻がつまりやすい

肝	心	**脾**	**肺**	腎
氣虚		血虚		陰虚
氣滞		瘀血		**痰湿**

ヘルシー志向が水分過剰を招く

朝はフルーツとヨーグルトだけ。ダイエットの一環で生野菜をたくさん食べて、お腹がすいたら炭酸水をゴクゴク。

このように冷たい食べ物や飲み物を摂り過ぎていると、余分な水分を排出しきれなくなり、体の中にドロドロした不要物の「痰湿《たんしつ》」が溜まっていきます。それが鼻をつまらせている可能性が。痰湿を溜め続けると、むくんだり、体が重だるくなったりして、美容面にも悪影響を及ぼします。

◎食の養生

胃腸を休ませる：冷たい飲み物、食べ物を摂り過ぎていないか食生活を見直してみよう。水やお茶などの飲み物も、お酒も果物もすべて水分。ひっきりなしに摂る必要はない。

春菊：痰を排出させる働きを持つ。肺《はい》を潤す働きもあるので、鼻と肺のトラブル時におすすめ。

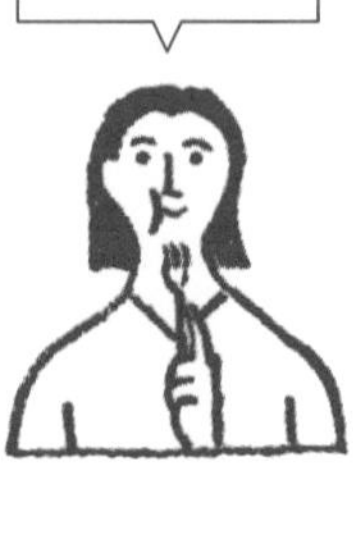

鼻の穴の内側に吹き出物ができやすい

肝 心 **脾** **肺** 腎
気虚 血虚 **陰虚**
気滞 瘀血 痰湿

第一に食生活、第二に環境を見直そう

吹き出物、ニキビがよくできるということは、まず食事が悪いと考えます。チョコレートやスナック菓子などを頻繁に食べていませんか。栄養のバランスを考えないで、すぐ食べられるものばかり選んでいませんか。そういう食生活に加えて、タバコを吸っている、冷たく乾燥した空気のところに長時間いるなどの行動で、肺《はい》を弱らせている可能性があります。胃腸と環境両方のケアを心がけましょう。

◎食の養生

れんこん：水《すい》を作り出して体内を潤す働きを持つ。潤い不足による乾燥の症状をやわらげる。

◎暮らしの養生

肺をいたわる：肺を弱らせないためには、温度と湿度に注意が必要。寒い、冷たいと感じる場所は避け、加湿器の湿度は40％以上を保って、肺を乾燥から守ろう。喫煙者はタバコも控えて。

鼻

鼻の頭が赤い

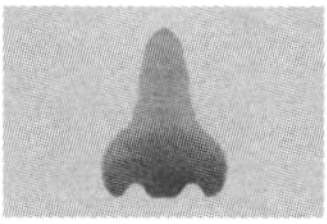

肝	心	脾	肺	腎
気虚	血虚	陰虚		
気滞	瘀血	痰湿		

慢性的なら病院で肝臓のチェックを

鼻の頭が赤い「酒皶《しゅさ》鼻《び》」は、大酒飲みの人によくみられます。肝硬変などの肝臓のトラブルを疑う必要があるので、慢性的に赤い人は病院へ行きましょう。

何かを塗ったなどの理由で皮膚炎を起こしたのでなければ、中医学では〝赤くなる＝熱がこもっている〟、赤ら顔のひとつの症状と考えます。潤い不足を招く辛いものの食べ過ぎや、強いストレスを抱えないよう気をつけましょう。

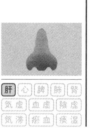

◎食の養生

菊花茶：体の中の熱や炎症を抑える働きを持つ。コーヒーや紅茶の代わりに、中国茶を生活に取り入れてみよう。

ゴーヤ：暑さからくる熱を抑え、肝《かん》の熱も冷ますので、イライラが強い人に。

column

❸

お腹がすいたら食べる、という当たり前を守れていますか？

みなさん、“食欲”はありますか。「はい、もちろん！　むしろ食べ過ぎるのが悩みです」という声が聞こえてきそうですね。

不摂生で体に余分な熱が溜まると、「食べても食べても満たされない」というニセの食欲に悩まされるので要注意。

もうひとつ注意したいのが、「お腹がすいた」と感じられない状態です。

正しい食欲とは、朝起きたらお腹がすいていると感じること。「食べたくはないけど、食べようと思えば食べられる」状態は、「食欲がある」とは言いません。中医学の考えでは、朝目覚めたときに空腹感がないのはおかしなこと。もしそうなら、夜遅くに食べている、冷たいものの摂り過ぎで胃腸が弱っているなど、何か原因があります。

また、食欲がないときは一食抜いてもいいんです。「お腹がすくまで食べない」ということを実践してみましょう。ただし、何日もずっと食欲がない場合は、専門家に相談してくださいね。

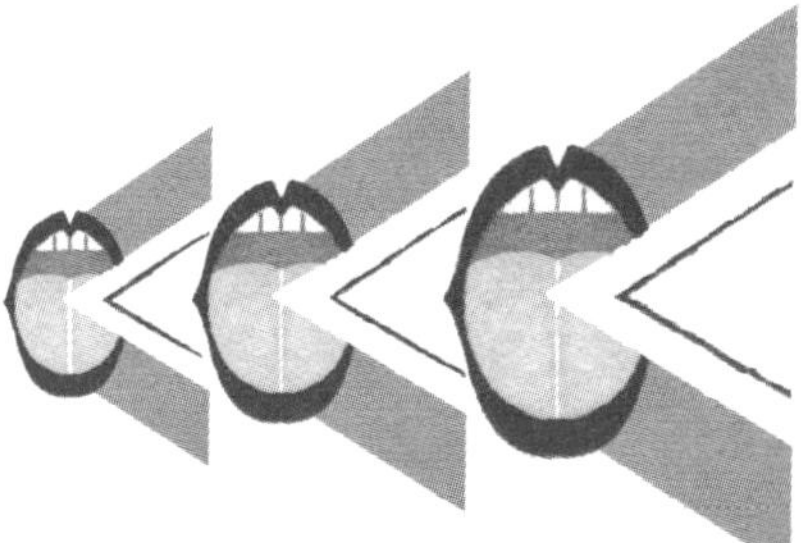

顔全体

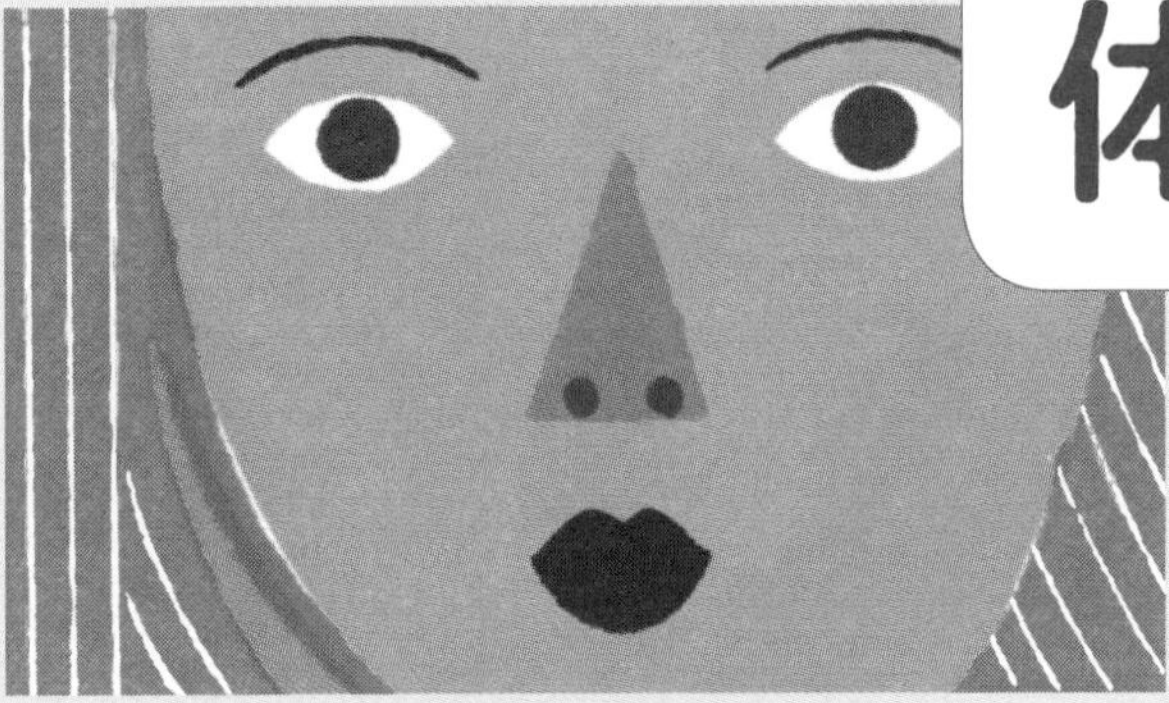

体全体の健康状態と「肺」の調子がわかる

本やインターネットなどで行える漢方の体質診断では、チェック項目の中に「くすみが気になる」「頬が赤い」など、顔色に関することがよく出てきます。なぜなら、顔全体の様子をみることは、今のあなたの体全体の健康状態をおおまかに判断する手がかりになるから。「舌」の次に、中医学（漢方）の専門家が望診《ぼうしん》する際に重視するのが、顔全体の様子なのです。例えば、相談にいらした方の「舌」や「目」を細かくみる前に、まず顔全体の様子をサッと観察しています。何をみているのかというと、主に「顔色」や「肌の状態」です。

専門家でなくても、私たちは普段から顔色で体調をつかんでいます。家族や友人の顔をみて「血色がいい」「顔色が悪いね」と言ったりしますね。そのように顔色は「〝どこが〟は不明でも、〝体全体〟が元気かどうか」を判断する基準になります。

また、肌の状態は体の中に不調があるかどうかを知らせていると考えます。皮膚は五臓《ごぞう》の中では「肺《はい》」とつながりが深いので、皮膚にトラブルがある、トラブルが起きやすいなどの場合は、まず肺の弱りを考えます。飲食物からの栄養が皮膚のハリやツヤを生むので、「脾《ひ》」が正常に働いていることも重要です。

顔全体

くすみが気になる

肝　心　脾　肺　腎
気虚　血虚　陰虚
気滞　瘀血　痰湿

万病を招くドロドロ血のサイン

「なんだかくすんでる」と感じるときは、肌の透明感がなく濁った色にみえますね。考えられる主な原因は、瘀血《おけつ》（ドロドロの汚れた血）です。冷えや睡眠不足により血《けつ》の巡りが悪くなった状態で、肩こりにつながることも。瘀血をきちんと改善すれば、それらの不調も消えて、肌がワントーン明るくなりますよ。黒っぽさを感じるくすみの場合は、生命力を担う腎《じん》の弱りの可能性が。急に黒っぽくなった場合は病院へ。

◎食の養生

玉ねぎ：血行を促す働きとともに、体を温める働きも期待できる。

にら：血行を促して血のかたまりなどを散らすほか、冷えの症状を緩和し、腎を補う働きなども持つ。

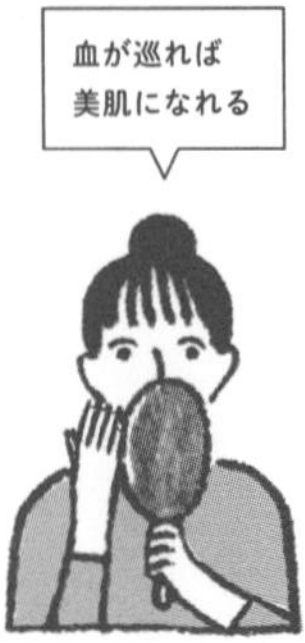

毛穴が目立つ

肝 心 **脾** 肺 腎
気虚 血虚 陰虚
気滞 **瘀血** **痰湿**

実は疲れてない？　まず休みましょう

鏡をみて小鼻や頬の毛穴が気になるとき、それは睡眠不足などで疲れているときではありませんか。疲れと毛穴の開きには、実は関係があるのです。疲労が溜まると体はエネルギー（気《き》）不足になり、筋肉を引き締める力が弱くなります。するると、体は重だるくなり、肌はたるんで毛穴が開いてしまうのです（❶）。白い皮脂がつまって目立つ場合は、不要物の痰湿《たんしつ》が溜まっているサインです（❷）。

◎食の養生

❶の場合
枝豆：体力やエネルギー不足を補う、胃腸の調子を整える、血を作ると、いいことづくめの食材。

❷の場合
こんにゃく：体の中の余分なもの、痰や老廃物を取り除く働きを持つ。便秘の改善にも。

シワ、たるみが気になる

潤い不足か、エネルギー不足
胃腸の酷使でも悪化していく

肝 心 **脾** 肺 **腎**
気虚 **血虚** **陰虚**
気滞 瘀血 痰湿

老けた印象を与える肌のシワやたるみ。目立たなくしようと、化粧品やサプリメントを利用している人も多いでしょう。そういうものを使ってもよいのですが、中医学ではまず、食べ物や生活習慣での養生が改善の基本になると考えます。

シワもたるみも、加齢で体の中の潤いやハリを維持する力が弱って起こる現象なので、まずは生命力を担っている腎《じん》を

◎食の養生

❶❷❸の場合
胃腸をいたわる：胃腸が弱れば、潤いも気も作り出せない。ジャンクフードは控えよう。絶対に禁止ではなく、食べる頻度を減らす工夫を。

❷の場合
黒いもの：黒米、黒豆、黒ごま、黒きくらげ、海藻類、プルーンなどの黒い食べ物は、腎をいたわってくれるのでおすすめ。

❷の場合
魚介類：あわび、はまぐり、ほたて貝、牡蠣などの貝類、いか、くらげなどのシーフードは、潤いを生んで肌と体内の乾燥を改善。魚では、あゆ、さより、ぶりなどがおすすめ。

元気に保つことが大事です（❶）。立ちっぱなしの仕事や家事などで疲労が溜まっていませんか。逆にテレワークなどで座りっぱなしで、１日に５００歩も歩いていない状態ではないですか。足腰の使い過ぎもあまりに使わないのも、どちらも腎を弱らせるので、対策を考えましょう。

シワの場合は体内の潤い不足を疑います（❷）。ほてる、舌が赤いなどの症状も潤い不足のサインです。胃腸も弱っているかもしれません。誰でも加齢で潤いは減っていきますが、シワが気になるなら潤い補給の食材を意識して摂りましょう。

たるみの場合は、最近急に激しいスポーツを始めて体が疲れている、胃腸を荒らすような食事が続いているなどで、エネルギー（気《き》）不足なのかもしれません（❸）。気が足りないと筋肉を引き上げる力が低下するので、肌のたるみにつながります。

顔全体

---

❸の場合

酒粕：酒粕の原材料である米麹には、体力やエネルギー不足を補う働きがある。甘酒もよいが、市販品を買う場合は、砂糖を加えていないものを。

◎暮らしの養生

❶❷❸の場合

手足を動かす：五臓《ごぞう》の中で胃腸を担う脾《ひ》が、手足（四肢）を司っているので、手足を動かすことは胃腸を動かすことにつながる。また、足腰を動かすことは腎を元気にする。腕は肩より高く上げる、脚はももを上げるなど、大きめの動作でしっかり動かすことが大事。

シミ、そばかすがある

ドロドロの血が滞っているサイン
もはや肌表面のケアでは不十分！

肝　心　脾　肺　腎
気虚　血虚　陰虚
気滞　瘀血　痰湿

中医学では、シミ、そばかすは、どちらも血流障害のひとつの症状と考えます。暗くなる、黒っぽくなるのは、瘀血《おけつ》（ドロドロの汚れた血）が大きな原因。末端冷え性でいつも手が冷たい人、常に寝不足気味の人などは、血《けつ》が汚れて巡りが悪くなっている可能性があるのです。

できてしまったシミやそばかすを食材や養生で消すことは

◎食の養生

青魚：いわし、かんぱち、さんま、さばなどの青魚全般は、血流を促す成分を持っている。

ハマナスのお茶（マイカイカ）、ハイビスカスのお茶：日本原産のバラであるハマナスや南国に咲くハイビスカスには、血流を促す働きがある。どちらもお茶として販売されているので利用してみて。

お酢：血流改善の力と、食べ過ぎで溜まったものを解消する力の両方を持つ。瘀血から始まる生活習慣病の対策には特に強い味方。

できませんが、予防は可能です。今以上に増やさない、濃くしないために対処しましょう。

ドロドロ血を放っておくと、食べたものの栄養を体のすみずみに運ぶことができず、老廃物を回収することができません。痛みやかたまりが生まれ、万病につながります。肩こりや頭痛、生理痛なども瘀血が原因。そのままにしておくと、痛みがさらに強くなる可能性もあります。食べ物や入浴などの方法で、まずは血流を促進しましょう。

また、シミの目立つ場所で、五臓《ごぞう》の弱りもわかります。目の周りにシミが多い場合はストレスが強く、肝《かん》が弱っている可能性が高いです。フェイスラインや生え際も同様に肝の弱り、おでこから鼻筋、あごにかけての中央のラインは腎《じん》の弱りと考えます。どこかに集中してシミが多いときは、その五臓をいたわることを意識してみましょう。

◎暮らしの養生

手足を動かす：激しいスポーツをするというよりも、手足、腕と脚をよく動かして血流を促そう。デスクワークの合間に屈伸する、腕をグルグル回すなどを習慣に。ウォーキングでもＯＫ。

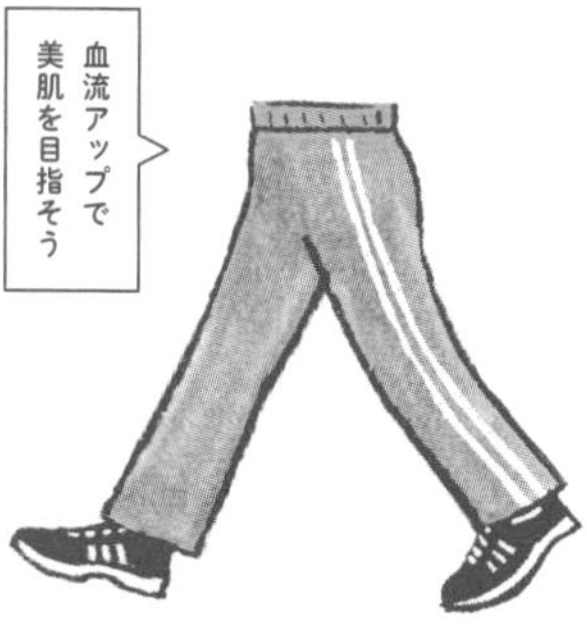

むくみが気になる

肝　心　**脾**　**肺**　**腎**
気虚　**血虚**　陰虚
気滞　**瘀血**　**痰湿**

水分の摂り過ぎや胃腸に負担をかけ過ぎのサイン

飲み会でついついお酒を飲み過ぎたら、翌朝びっくりするほど顔がむくんで腫《は》れているようにみえた。そんな経験をしたことがある人、多いと思います。水分の摂り過ぎは当然むくみの原因になります（❶）。外食でなくても寝酒が習慣になっている、モデルさんがやっていると聞いて水を1日2リットル以上飲むのを真似している、仕事中は常に飲み物をデ

◎食の養生

❶の場合
麻婆豆腐：辛さで発汗を促しつつ、豆腐が入っているので潤い補給にもなり、熱を溜め過ぎない。むくんでいるときはもちろん、梅雨時期など外部の湿気が気になるときに最適な料理。

❷の場合
きのこ類：しいたけ、しめじ、なめこ、ひらたけ、まいたけ、きくらげなどのきのこ類は、体力や気力を補ってくれる。

❸の場合
玉ねぎ：血行を促す働きと、体を温める働きもある。

スクに置いているなど、のどが渇いていないのに水分を摂り続けていても同じです。そういう人は、ちょっと汗が出るようなことをして余分な水分をしぼりましょう。

そこまで水分を摂っていなくてもむくむ場合は、エネルギー（気《き》）不足が原因かもしれません（❷）。まいにちぐったり疲れ果てて寝るような生活が続いて体が消耗していると、気が不足します。すると体内の水分を尿に変える力が落ちてしまい、排出できないのでむくむことに。

また、連日のヘビーな食事で胃腸が弱り、血《けつ》や水《すい》を運ぶ力が低下していることも考えられます（❸）。血や水をうまく運べなくなると、次第にそれらはドロドロの汚れた状態に。排出できないドロドロの血や水が溜まった結果として、むくみが起こるのです。胃腸をブラック企業のような扱いで働かせ過ぎず、ちゃんと休みを与えてあげましょう。

◎暮らしの養生

❶の場合

発汗を促す：軽く発汗するような運動をする、お風呂では汗が出るまで湯舟につかるなどして、少し汗をかこう。

◎押すとよいツボ

❶❷❸の場合

豊隆（ほうりゅう）：足首とひざの中間くらいのすねの骨の外側。筋肉が盛り上がっているところにあるツボ。余分な水分を排出する。足のむくみ解消、胃もたれなどの解消はもちろん、全身の水の巡りを改善する。親指でぎゅっと強めに刺激しよう。

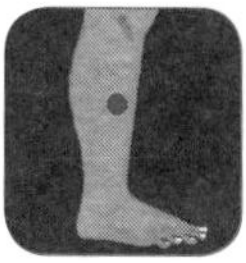

乾燥が気になる（乾燥肌）

肝	心	脾	肺	腎
気虚		血虚		陰虚
気滞		瘀血		痰湿

潤い不足だけでなく貧血も!?

化粧品を次々に試してもエステに行っても、何をしても肌が乾燥するという人は、潤いのもとである水《すい》と、肌の栄養となる血《けつ》が足りないのかもしれません。多量に出血したなどの場合は一気に足りなくなりますが、日常的な不足を招くのは胃腸の弱り。胃腸に負担をかける食事やストレス、冷えなどで脾《ひ》が弱り、水も血も必要な量を作れていないのかもしれません。潤い補給と並行して、胃腸のケアも必要です。

◎食の養生

豆乳：水も血も補い、体液を増やして体の中を潤わせる。冷たい状態ではなく、常温か加熱して摂ろう。

黒ごま：血を作り、肝《かん》、腎《じん》の働きも高めるので、総合的にアンチエイジングの助けになる。

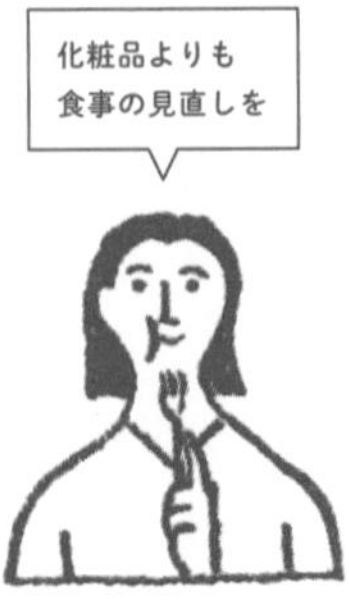

皮脂が気になる（脂性肌）

肝　心　**脾**　肺　腎
気虚　血虚　陰虚
気滞　瘀血　**痰湿**

日々の食べ物がベタつきへと変化

赤ちゃんのときから顔のテカリ、ベタつきが気になる人はいませんね。皮脂が増えるのは、そのもとを摂っているからです。油っこいものや辛いもの、甘いもの、お酒などを摂り過ぎていませんか。それらで胃腸が弱り、熱も溜まって余分なものを排出できず、必要以上の脂となって顔に出てくるのです。食生活に問題はないのにベタつく人は、ストレスなど別の理由があるか、先天的に胃腸が弱いのかもしれません。

◎食の養生

せり：体の中の熱を冷まし、余分な水分を出す働きも持つ。香りでストレスをやわらげる効果も。

白菜、水菜、レタス：色の薄い葉物野菜には、体内の余分な水分を出す働きを持つものが多い。

肌が荒れやすい（敏感肌）

肝	心	**脾**	**肺**	**腎**
気虚	**血虚**	**陰虚**		
気滞	瘀血	痰湿		

〝熱〟を冷まして潤いを補給
過敏な状態を作らないよう注意して

敏感肌やアトピー性皮膚炎のお悩みは漢方相談でも多くありますが、原因が複合的で対策が難しいものです。

肌は、五臓《ごぞう》の肺《はい》とつながりがあるので、先天的に肺が弱い場合は肌にトラブルが出やすい場合があります。しかし、生まれ持った肌質というよりも、肌の乾燥が続いた結果、敏感になっている場合もあります。最近は、マスクで接触性の皮

◎食の養生

ズッキーニ：肺を潤す働きと熱を下げる働き両方を持つので、敏感肌の人にもアトピー性皮膚炎の人にもおすすめ。

りんご：水《すい》を作り出して肺だけでなく体内を潤し、さらに胃腸の働きも整えてくれる頼れる食材。

血を補う食材：にんじん、ほうれん草、黒豆などの〝植物系の血を作る食べ物〟を意識して摂ろう。

刺激物、消化が悪いものは避ける：症状が強く出ているときは、激辛料理などの刺激物、甘いもの、おもち、油っこいものなどは避けよう。お酒も熱のもとになり、熱が強くなると

膚炎を起こす人が増えていますね。マスクは長時間装着しているので衛生状況も炎症の一因になりますが、同じ状況で荒れない人もいます。この場合、大きな要因は肌の乾燥。ストレスや乱れた食生活で胃腸が弱っていると、潤いを作れず肌が乾燥し、敏感になるのです。炎症を抑えるための潤い補給と並行して、胃腸のケアもしていきましょう。

アトピー性皮膚炎は、何かしらで「熱」がこもり肌を乾燥させている状態と考えます。また、熱というのは〝亢進《こうしん》作用〟(昂《たか》ぶって進む作用)を持っています。だから皮膚の新陳代謝をどんどん進めてしまい、まだ表面の皮膚が整っていないのに代謝が進み、ボロボロとむけてしまうのです。まずは体内の熱と毒を外に出し、乾燥だけの状態になったら潤いを補給、が対策の基本。熱のもとになるお酒や辛いものは控えたうえで、症状が強い場合は専門家に相談しましょう。

かゆみや炎症もひどくなるので控えよう。

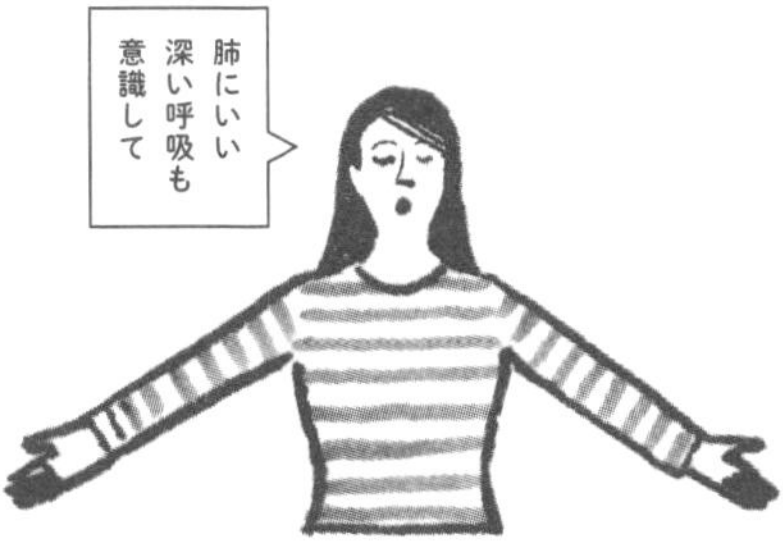

頬が赤くほてる

〝元気〟ではなく〝不足〟のサイン

肝 心 脾 肺 腎
気虚 血虚 陰虚
気滞 瘀血 痰湿

頬が赤いのは健康的でチークいらず……とも言い切れません。常に自然な赤みがあるなら心配いりませんが、午後から夕方になると頬が赤くほてる人は、体内の潤い不足です（❶）。冷たい飲み物ばかり摂っていると悪化しますよ。また、朝から微熱を伴って頬が赤い場合は、疲れなどによるエネルギー不足（❷）。胃腸が弱っていると潤いもエネルギーも作れません。しっかり休んで、食事は控えめにしましょう。

◎食の養生

❶の場合

モロヘイヤ：体内の乾燥症状を改善し、余分な熱を下げる働きを持つ。便秘の改善にもおすすめ。

❷の場合

アボカド：エネルギーや体力を補い、胃腸の働きも正常に整える。食欲不振や疲労などにも効く。

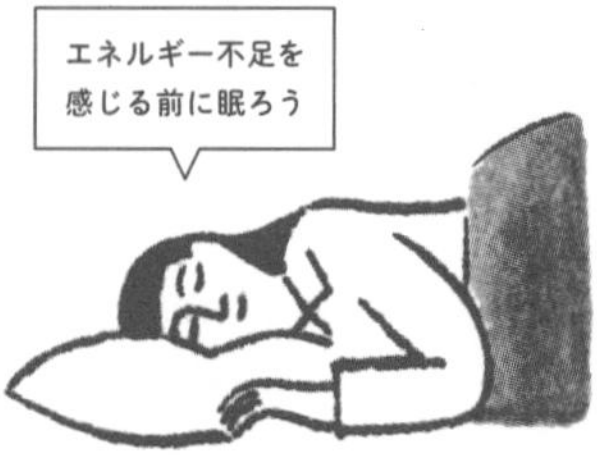

頬が白っぽい

肝　心　脾　肺　腎
気虚　血虚　陰虚
気滞　瘀血　痰湿

色白なのではなく血の不足状態

「血の気が引いた」という表現があるように、頬の色が白いときは、血《けつ》が足りないサインです（❶）。唇も白っぽくなっていませんか。生理の前後なども原因になりますが、それだけではありません。ふだんから暴飲暴食、食事代わりにスナック菓子を食べるなどで胃腸を弱らせると、血が作れません。目の使い過ぎも要注意です。イライラ感があって顔色が〝青白い〟場合は、肝《かん》のトラブルが疑われます（❷）。

◎食の養生

❶の場合

あなご、うなぎ：血の不足を補い、それに伴う顔色の白っぽさ、めまい、ふらつきなどの症状をやわらげる。

❷の場合

レバー、ハツ（牛・鶏・豚）：中医学の似類補類《にるいほるい》の考えから、血を貯める肝が弱っているときは、肝臓を食べて血を補うといい。

赤いニキビができる

繰り返す人は食生活が偏り過ぎ ストレスや睡眠不足も原因に

肝　心　脾　肺　腎
気虚　血虚　陰虚
気滞　瘀血　痰湿

中医学ではニキビを診るときは、まず色を確認します。その次にできている場所についても考え、五臓《ごぞう》のどこが弱っているのかのヒントにします。

赤くポツッとふくらんで痛みもあるようなニキビができるのは、「血熱《けつねつ》」という血が熱を持った状態。生理前後にできることもあり、その場合はホルモンバランスの乱れが大きな

◎食の養生

油・甘・辛を避ける：赤いニキビが治らないうちは、油っこいもの、甘いもの、辛いものを避けよう。どうしても甘いものが食べたいときは、自然の甘みを感じられる干しいもやなつめなどを選んで。

夏野菜：きゅうり、トマト、なす、おくら、ズッキーニなどの夏野菜は、こもった熱を排出する働きがある。生ではなく加熱して食べよう。

大根：ドロドロした余分なもの、痰を排出する働きを持つ。消化不良を改善したり、食べたものを運ぶ働きも促す。

理由ですが、原因はそれだけではありません。

冷たいお酒をガンガン飲みながら、脂っこいお肉を大量に食べていませんか。食事の代わりにお菓子でお腹を満たしていませんか。お酒や油もの、甘いもの、辛いものは熱を生みます。熱の量が必要量を上回ると、排出しきれずこもってしまい、赤く腫《は》れるようなニキビができるのです。体内のいたるところに、ヘドロのようなドロドロしたごみ（痰湿《たんしつ》）も溜まっています。便秘がち、イライラしやすい、目が充血しやすいなども熱がこもっている証拠です。

なかなかニキビが治らない、繰り返しできるなどの場合は、熱を生む食べ物をしばらくお休みしてみましょう。

また、食生活以外にも注意が必要です。ストレスや睡眠不足は肝《かん》を弱らせます。肝が弱ると、血液の浄化機能が落ちるのでごみが溜まりやすくなり、ニキビにつながります。

顔全体

◎できやすい場所

赤いニキビは、こめかみや耳の周りなどにできやすい。このラインは五臓の中の「肝」とつながっているので、ストレスなどによる「肝」の弱りを疑う。鼻の頭にできる場合は「肺《はい》」の弱りで、乾燥や便秘を伴いやすい。あごにできる場合は「腎《じん》」の弱りで、ホルモンバランスの乱れが考えられる。

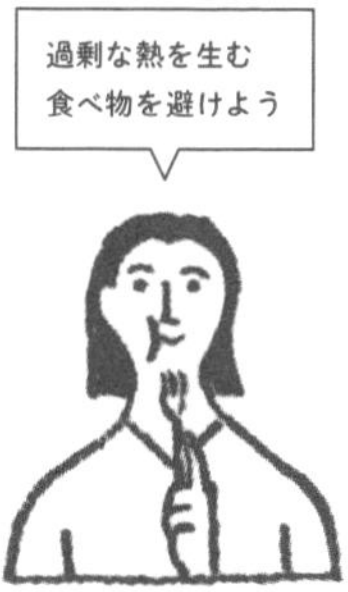

黄色いニキビができる

肝　心　脾　肺　腎
気虚　血虚　陰虚
気滞　瘀血　痰湿

赤ニキビがさらに悪化した状態

黄色いニキビの原因は赤いニキビとほぼ同じですが、熱に加え、湿《しつ》（余分な水分）とドロドロした痰《たん》のようなものが多くなって化膿《かのう》している、ひどくなったバージョンです。

甘いものが大好きな人、揚げ物を頻繁に食べる人、スナック菓子がやめられない人。食べ過ぎれば熱も痰湿《たんしつ》も体内にどんどん溜まります。また、肝《かん》の弱りの可能性もあるので、食べ物以外でのストレス発散法を考えましょう。

◎食の養生

海藻類：わかめ、昆布、海苔、あおさ、もずくなどの海藻類は、熱を冷まし体内のごみを排出してくれる。

かんきつ類：きんかん、グレープフルーツ、シークワーサー、みかん、すだちなど香りの強いかんきつ類は、肝を補ってイライラをやわらげ、エネルギーを巡らせてくれる。

◎できやすい場所

エラからあごに向けてのフェイスラインにできやすい。このラインは五《ご》臓《ぞう》の「肝」とつながっているので、「肝」の弱りを疑う。

紫のニキビができる

肝	心	**脾**	**肺**	腎
気虚		血虚		陰虚
気滞		**瘀血**		痰湿

ドロドロの汚れた血が巡っているサイン

赤というよりは紫色で、触るとゴリゴリするような硬さがあるニキビ。これは「瘀《お》血《けつ》」が原因です。

全身の血《けつ》の巡りも悪いし、血自体もドロドロ。老廃物が溜まって汚れている状態です。ニキビに加えて、肩こりや頭痛がひどかったり、生理の経血にレバー状のかたまりがあったりしませんか。婦人科検診を受けて、子宮筋腫や子宮内膜症がないかを定期的に調べることをおすすめします。

◎食の養生

黒米：血を補って流れを促し、全身に血を巡らせてくれる。さらに血のかたまりを散らす働きも。白米に少量を混ぜて炊くといい。

◎できやすい場所

あご、口の周り、胸の中央や背中などにできやすい。このラインは五臓《ごぞう》の「脾《ひ》」とつながっているので、「脾」の弱りを疑う。

白いニキビができる

肝　心　脾　**肺**　腎
気虚　血虚　**陰虚**
気滞　瘀血　痰湿

呼吸器系の弱りが原因

小さめでプツプツと複数できることが多い白ニキビ。このタイプのニキビができやすい人は、五臓《ごぞう》の肺《はい》が弱って熱がこもっている、呼吸器系が弱いと考えます。のどや鼻が乾燥しやすい、よく咳き込む、風邪をひきやすい、辛いものを食べると咳が出るなどに思い当たれば、肺が弱っている可能性があります。食材で潤いを補いながら、冷たく乾いた空気の場所はできるだけ避けるなど、環境にも注意して。

◎食の養生

山芋：体内を潤す働き、肺を潤して咳を鎮める働きなどを持つ。とろろでもよいが、体を冷やさないように常温、または加熱調理して食べるなどの工夫を。

ナッツ：アーモンド、銀杏、松の実、落花生などのナッツは、肺を潤わせる働きを持っている。

◎できやすい場所

おでこや鼻周りにプツプツと盛り上がるようにできやすい。Tゾーンは五臓の「肺」とつながっているので、「肺」の弱りを疑う。

column

❹

水を飲む≠やせる・潤う 正しい知識がきれいへの近道

水をたくさん飲めばやせられる、お肌が潤う、と信じていませんか。実は水の飲み過ぎが原因で、胃腸を弱らせている人がかなり多いのです。

消化吸収を担う脾《ひ》は、過剰な水分や冷たいものが苦手です。カロリーゼロの水であっても、摂り過ぎれば負担になり、健康に欠かせない気《き》や血《けつ》が作られなくなってしまいます。

レストランなどでは氷入りの水が出されますが、冷たい飲み物を摂るのは、脾をいじめているようなもの。食事の前にそんなものを飲んだら、その後の消化吸収がうまくいくわけはありません。その結果、太りやすくなる、むくむ、不調の原因になるなども考えられます。

最近では、健康のために白湯を飲む人もいますね。温かいので一気に飲むことはないと思いますが、のどが渇いていないのに水分を摂り続けるのは、体にとって負担になります。

正しい知識で体をいたわることが、きれいへの近道ですよ。

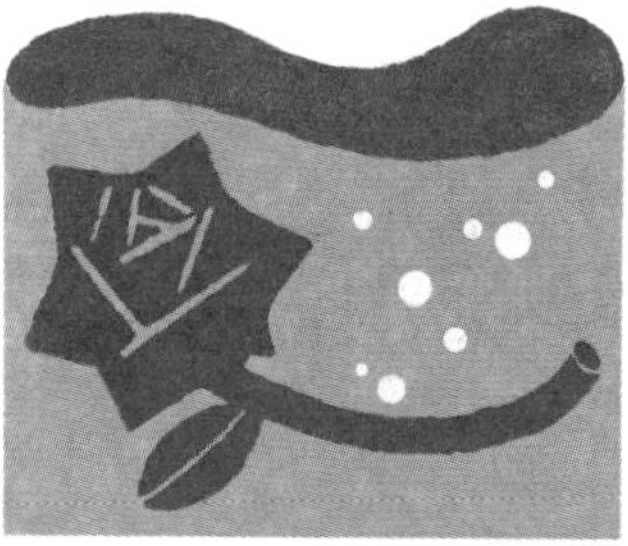

髪・頭皮

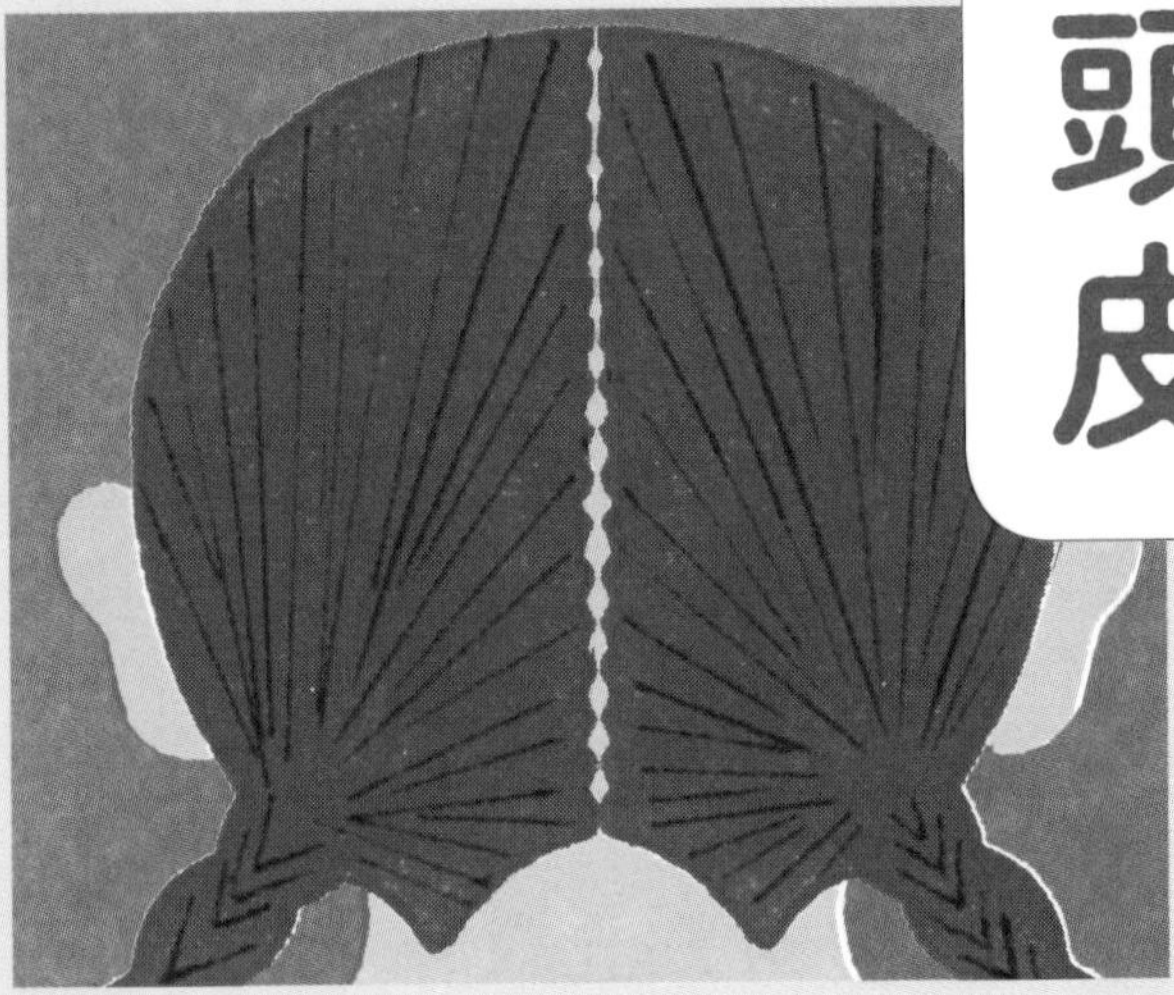

血の状態の良し悪しと「腎」の弱りがあらわれる

中医学で髪は気血水《きけつすい》の血《けつ》の一部であると考え、髪の毛を「血余《けつよ》」と呼びます。どういう意味かというと、体の中のいろいろな場所に血が行きわたり、最後に余った分が髪になる、ということ。文字通り「血の余り」なのです。

体内で作り出された血は、生きていくうえで重要度の高い順に従って運ばれます。最初にさまざまな内臓器官に届けられ、次に目、耳、鼻などの感覚器官に届けられます。さらに皮膚を潤します。その後やっと、残っている血が髪の毛に行くのです。健康でつややかな髪が生えるためには、体の各所に配ってもさらに余るくらい、質のよい十分な量の血が体内にあることが大前提。血が足りない、血流が悪い、血が汚れてドロドロしているなどの状態では、髪はツヤを失って細くなります。

また、髪は成長発育を担っている五臓《ごぞう》の「腎《じん》」と深いつながりがあり、髪が薄くなる、細くなる、白髪が増えるなどの症状があれば腎の弱りを疑います。

頭皮は皮膚なので、皮膚を管轄《かんかつ》している「肺《はい》」や、血を貯める「肝《かん》」が関わっています。ただし、頭皮の影響は結果的に髪にあらわれます。どちらも質のよい血が十分にないと、トラブルが起きてくるのです。

髪・頭皮

枝毛が多い

潤い&血が足りないサイン
貧血や不眠につながる可能性も！

肝　心　脾　肺　腎
気虚　血虚　陰虚
気滞　瘀血　痰湿

枝毛が多い・増えたという人は、潤い（水《すい》）と血《けつ》のどちらか、または両方が不足していると考えられます。枝毛のほかに、頬が赤みを帯びている人は潤い不足（❶）、爪が割れやすい人は血の不足（❷）が疑われます。ドライヤーの熱で髪が乾燥したという物理的な原因も考えられますが、それで枝毛にならない人もいますよね。栄養のもととなる食べ物を摂り、きちんと消

◎食の養生

❶❷の場合

卵：栄養価が高く、中医学的にも滋養などのさまざまな力を持ち、血と水を補う働きを持つ。

牡蠣：血と水を補い、さらに精神が不安定な状態や、不眠などの症状もやわらげる。

❶の場合

白いもの：豆腐、牛乳、ヨーグルト、白菜など白い食べ物には、体内を潤す働きがある。

❷の場合

まぐろ、かつお：どちらも血を補ってくれる「赤いもの」であり、エネルギー（気《き》）の不足も助けてくれる。

化吸収できていれば、枝毛だらけにはならないのです。

ストレス、過労、暴飲暴食などで、血を貯める肝《かん》や、潤いである水や血を作る脾《ひ》を弱らせていませんか。ファストフードや栄養補助食品には、血を作り出す力はありません。きれいな髪を維持したいなら、潤いも血も作ってくれる食材を意識して摂る必要があります。

また、血が足りないわけですから、枝毛というサインに気づかず放置していると、西洋医学でいう貧血がひどくなる可能性もあります。中医学では貧血は、「血虚《けっきょ》」という〝血が足りない〟というカテゴリーの中の、ひとつの症状です。そのままにしていると、めまいや息切れといった貧血で起きやすい症状だけでなく、イライラしたり気分が落ち込む、肌が荒れる、眠りが浅くなる、目がかすむ、もの忘れが増えるなど、さまざまな不調につながる場合もあるのです。

髪・頭皮

◎暮らしの養生

❷の場合

早く寝る：夜更かしをしていると、スマホで目を使い過ぎる、心配や悩み事を考え過ぎるなどの傾向が。どちらも血を過剰に消費するので、結果的に血が足りなくなり枝毛も増えることに。ヘアオイルなどで表面的にケアするのもいいけれど、まずは10分でも早く寝てみよう。

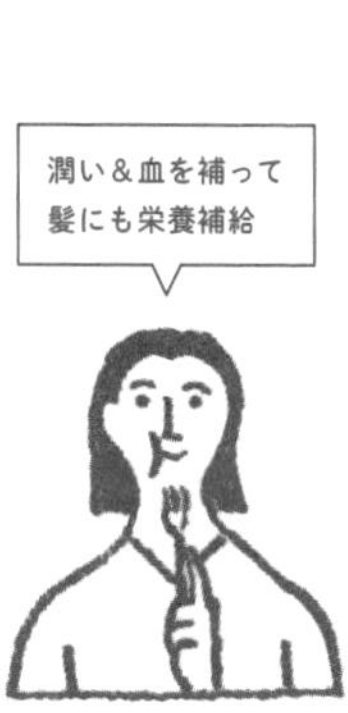

髪が細くなった

肝	心	**脾**	肺	**腎**
気虚	**血虚**		**陰虚**	
気滞	瘀血		痰湿	

きちんと食べていないのでは？

髪が細くなるのは基本的に老化に伴う症状ですが、若くても前より髪が細くなったなら、血《けつ》を貯める肝《かん》、水《すい》の代謝を行う腎《じん》のどちらか、もしくは両方が弱っている可能性が（❶）。または根本的に、血と水を作る脾《ひ》が弱っているのかもしれません（❷）。1日中座り仕事で、あまりお腹がすかないからお菓子でなんとなく小腹を満たしていたりすると、太くコシのある髪を作れませんよ。

◎食の養生

❶の場合

卵：栄養価が高く、中医学的にも滋養などのさまざまな力を持ち、血と水を補う働きを持つ。

ほうれん草：血と水を補う働きを持つ。髪のお悩みがあるときの強い味方。黒ごま和えにすれば、腎も補う最強の一品に。

❷の場合

豆類：大豆、枝豆、いんげん豆、えんどう豆などの豆類は、胃腸の働きを正常に導く。

抜け毛が多い

肝　心　脾　肺　腎
気虚　血虚　陰虚
気滞　瘀血　痰湿

時期と状況によって判断を

「抜け毛が多くて……」という相談がときどきありますが、春と秋は抜け毛が増える時期なので、その場合はあまり心配はいりません。出産後の抜け毛は、妊娠中に胎児に栄養を送っていたのと出産時の出血で、血《けつ》が不足するために起こります。突然大量に抜けた場合は臓器のトラブルの可能性もあるので、病院に行きましょう。それ以外の場合は、潤い（水《すい》）と血の不足。潤いや血のもとになる食材を摂りましょう。

◎食の養生

ほうれん草：血と水を補う働きを持つ。元気な髪を育てたいときの強い味方。

鴨肉：血と水を補うとともに、胃腸を整える働きもある。

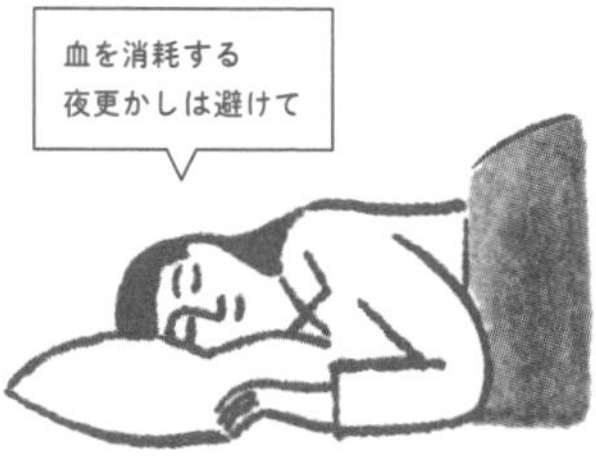

若白髪がある

血や水の不足で髪まで栄養が届かないか
若くても老化が進んでいるサイン

肝 心 **脾** 肺 **腎**
気虚 **血虚** **陰虚**
気滞 瘀血 痰湿

「疲れやすい」「よくつまづく」という人、まいにちの食事で魚や海藻などの海産物をほとんど食べない人。若いうちから白髪が目立っていたり、急に増えたりしていませんか。

白髪は基本的には、老化によってあらわれる症状です。しかし、一部には20代でも、場合によっては子どもの頃から白髪があるという方もいます。考えられることとしては、何か

◎食の養生

❶の場合

アスパラガス、ほうれん草：体の中の乾燥症状を改善し、体力や気力も補う働きを持つ。

レバー（牛・鶏・豚）：どれも血の不足を補い、肌や髪を若々しく保つことをサポート。

❷の場合

黒いもの：黒米、黒豆、黒ごま、黒きくらげ、海藻類などの黒い食べ物は、生命力を強くして血も補う。

◎暮らしの養生

❷の場合

足腰を動かす：ウォーキングは腎に

先天的な問題で髪を黒くする力がないのかもしれません。もしくは、潤い（水《すい》）と血《けつ》のどちらか、または両方が足りないために、黒い髪が作れないのかもしれません（❶）。

それ以外にも、10〜30代なのに老化現象があらわれる「若《わか》腎虚《じんきょ》」が原因の可能性もあります（❷）。コンビニの前でしゃがむ若者が増えた、といわれた時期があります。「すぐ座りたい」というのは、中医学では腎《じん》が弱っているサインのひとつ。現代人の腎が弱った理由には諸説あり、歩く機会が圧倒的に減ったから、魚や海藻類などを食べなくなりミネラルの摂取量が減ったからなどとされています。だから若いうちから老化の症状が出ていて、白髪はそのひとつなのかもしれません。腎の弱りを放置していると若はげや若年性更年期障害などにつながる可能性もあります。ウォーキングなどで腎を元気に保ちましょう。

刺激を与えて強化する。ただし、いきなりぐったり疲れるほど長距離を歩くのではなく、まずは短距離から始めて、少しずつ距離を増やしていこう。その場で足踏みなどを行うのでもOK。

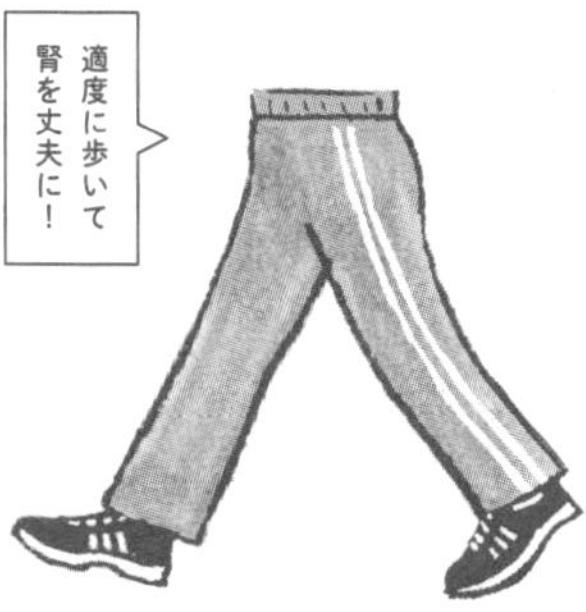

若はげ、円形脱毛症

肝	心	脾	肺	腎
気虚	血虚	陰虚		
気滞	瘀血	痰湿		

腎の養生、ストレス対策がカギ

男女問わず一大事のトラブル。基本的には加齢に伴って髪が抜けるので、生命力を担う腎《じん》の弱りとともに起こります。若いうちからはげてきたなら、腎を弱らせていて「若腎虚《わかじんきょ》」になっているのかも（❶）。過労や運動不足が引き金になることもあるので、生活習慣を見直してみましょう。円形脱毛症の場合は、ストレスによるエネルギー（気《き》）の滞りが大きく関係しています（❷）。まずはストレス対策を。

◎食の養生

❶の場合
黒いもの：黒米、黒豆、黒ごま、黒きくらげなどの黒い食べ物は、生命力を強くして血も補う。

❷の場合
そば：気を巡らせる香りの強い食べ物は、大量に摂るのが難しい場合が多いが、そばは主食として食べられるので大きな助けになる。三つ葉や大葉、長ねぎ、ゆずなどの薬味を添えるとさらにいい。

髪にクセが出てきた

肝 心 脾 肺 腎
気虚 血虚 陰虚
気滞 瘀血 痰湿

乾燥か、疲れ過ぎの可能性が

髪のうねりが気になる、以前よりクセが強くなったという人は、加齢や食生活によって**体の中の乾燥が進行している**（❶）か、エネルギー（気《き》）不足で皮膚を引き締める力が低下した結果、**頭皮の毛穴がたるんで変形してきている**（❷）のかもしれません。どちらの場合も、血《けつ》と潤い（水《すい》）の補給が必要です。**エネルギー不足は、むくみや冷えにもつながります。**これ以上疲れを溜めないように休息をとりましょう。

髪・頭皮

◎食の養生

❶の場合
白きくらげ：潤いのもととなる水を作り出し、肌や体内の乾燥症状を改善する。

❷の場合
ホクホクするもの：じゃがいも、さつまいも、かぼちゃなどのホクホクした食感の食べ物はエネルギー補給に最適。

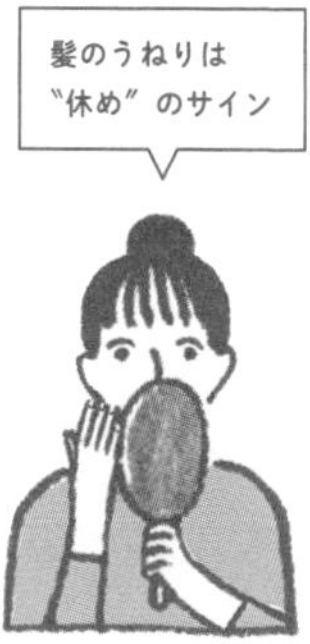

パサパサのフケが出る

肝 心 **脾** **肺** **腎**
気虚 **血虚** **陰虚**
気滞 瘀血 痰湿

血や潤いの不足で、頭皮が乾燥

パサパサの白いフケは、体の皮膚が乾燥して粉を吹くのと原理は同じです。血《けつ》と潤い（水《すい》）の不足で頭皮が乾燥しているか、潤い不足のせいで熱が溜まり、頭皮の皮膚の新陳代謝が異常に高まって、表面の皮膚がはがれやすくなっているのかもしれません。血と潤いの不足は加齢とともに起きるので高齢者に起きやすいといえますが、若くても食生活や生活習慣が乱れているとフケが出る可能性が高くなります。

◎食の養生

白いもの：豆乳、豆腐、冬瓜、もやし、白きくらげ、牛乳、ヨーグルトなどの白い食べ物には、体内の潤いを補う働きがある。体を冷やさないように、できるだけ常温や温めた状態で食べよう。

果物類：みかん、ぶどう、梨、りんご、パイナップル、メロン、ライチ、マンゴーなどの果物類は、水を生み出して体内を潤し、さまざまな乾燥の症状をやわらげる。

ベタベタのフケが出る

肝 心 **脾** 肺 腎
気虚 血虚 陰虚
気滞 瘀血 **痰湿**

生活習慣病のリスクも高いかも

ベタベタしたフケが急に増えたなら、体の中にドロドロの汚れが溜まっているかもしれません。油っこいもの、味の濃いものを食べ過ぎれば、体内に排出しきれないごみ（痰湿《たんしつ》）が溜まっていきます。ニキビができる、目やにが出るというのも、痰湿が増えているサイン。脂肪分の多い食事、運動不足などの生活習慣を見直さないと、いわゆるメタボから糖尿病などの病気につながるリスクもありますよ。

◎食の養生

こんにゃく：体の中の余分なもの、痰や老廃物を取り除く働きがある。

海藻類：あおさ、わかめ、もずく、昆布などの海藻類は痰を解消して外に出してくれる。飲み会など外食の席でも意識して摂ろう。

ウーロン茶、プーアール茶：どちらも痰を排除する働きを持つ。ウーロン茶は、発酵度によってさまざまな種類があり、青茶に分類されるものがおすすめ。ウーロン茶は、ペットボトル飲料のような濃い茶色ではなく、緑色が本当の姿なので、茶葉でいれて少量ずつ飲もう。

頭皮が硬い

目や頭の使い過ぎかも
放っていると薄毛につながる!?

肝	心	**脾**	肺	腎
気虚	血虚	陰虚		
気滞	**瘀血**	痰湿		

1日中パソコンやスマホを見続けて目を酷使していると、血《けつ》を消耗するため肝《かん》が弱っていきます。同じ姿勢を続けているので肩から首、顔などの筋肉が固まって血流が悪くなり、頭にも血が行きにくくなります。その結果、頭皮部分の血や水《すい》の流れが悪くなり、皮膚の弾力が失われた硬い頭皮になっていきます（❶）。

◎食の養生

❶の場合

卵：栄養価が高く、中医学的にも滋養などのさまざまな力を持ち、血と水を補う働きを持つ。

ほうれん草：血と水を補う働きを持つ。元気な髪を育てたいときの強い味方。

❷の場合

香りの強いもの：カルダモン、クミン、ターメリック、ナツメグ、八角などの香りの強い香辛料は、気を流して動かす力がある。胃腸の調子が悪くなければ、インドカレーを食べて摂るのもおすすめ。かんきつ類やハーブティーなどでも。

また、常に難しい考え事をしている、仕事で胃が痛むようなストレスを抱えているなどの場合も肝が弱ります。すると、血もエネルギー（気《き》）もスムーズに巡らなくなり、頭皮の硬さにつながる場合があります（❷）。養生法で紹介するようなマッサージをしたとき、ゾワゾワするような感覚があれば、エネルギー（気）が滞っているサインです。

「頭皮がカチカチだとはげやすいんですか？」と質問されることがあります。頭の皮膚は頭蓋骨にぴたっと張りついたような形で脂肪の層が少なく、特に頭頂部はピンと張っていますね。ひざをイメージするとわかるように、ピンと張っている箇所はもともと毛が生えにくいので、姿勢やストレスで栄養や血が届かないと、さらに毛は生えにくくなると思います。将来の抜け毛、はげ対策も兼ねて、シャンプー時にマッサージすることで、頭皮を柔らかくキープしましょう。

髪・頭皮

◎暮らしの養生

❷の場合

こめかみから後頭部をマッサージ：両手の指の腹で、こめかみの横から耳の上、横を通り、後頭部から髪の生えぎわへ向けて細かく縦に指を動かしながらマッサージする。体の側面は肝につながっているので、このラインをマッサージすることで気の巡りを促そう。

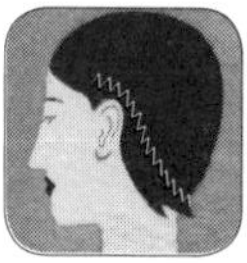

頭皮がブヨブヨしている

体の中にごみや疲労を溜め過ぎた状態

肝	心	**脾**	肺	腎
気虚	血虚	陰虚		
気滞	瘀血	**痰湿**		

頭皮を押すと、柔らかくブヨブヨしている。これは体の中に余分な水分やドロドロのごみが溜まっている痰湿《たんしつ》という状態（❶）。この場合、鼻水や目やにも増えたりします。

別の理由としては、疲労が考えられます。体が消耗してエネルギー（気《き》）不足の状態だと、筋肉をキュッと引き締める力がなくなり、肌もハリを失ってブヨブヨに（❷）。頭部のむくみがひどくなれば、頭痛につながる可能性もあります。

◎食の養生

❶の場合

油・甘・辛を避ける：まず油っこいもの、甘いもの、辛いものなど、胃腸に負担が大きい食べ物をいったんストップ。

水菜：体内のドロドロしたごみを排出してくれる。便通をよくする働きもある。

❷の場合

いも類：じゃがいも、さつまいも、さといも、山芋などのいも類は、胃腸の働きを整えながら気を補ってくれる、疲労時の強い味方。

column

❺

「衛気」に守られている人は防衛力が高く揺らぎにくい

「衛気《えき》」という言葉を聞いたことはありますか？　これがきちんとあれば、風邪をひきにくく、アレルギー症状も起こしにくく、ウイルス感染症にもかかりにくい。衛気は私たちの体にとってとても大切なものなのです。

衛気は、気血水《きけつすい》の気《き》のひとつ。目にはみえないけれど、体をバリアのように覆っていて、花粉、ホコリ、ウイルス、高温、低温などの外部刺激から体を守ってくれます。常に十分な量の衛気があり、体の周りをきちんと覆っていれば、外部刺激の影響を受けにくいので健康でいられるというわけです。

気は基本的に飲食物から作られるので、胃腸が弱っていたら気を生み出せず、衛気も作られません。ほかにも、思い悩み過ぎ、睡眠不足、パワハラやいじめなどで強いストレスを感じていると衛気が弱ります。

まずは胃腸を担う脾《ひ》を整えて、元気に保ちましょう。衛気に守られていれば、季節の変わり目なども体調を崩さず過ごせます。

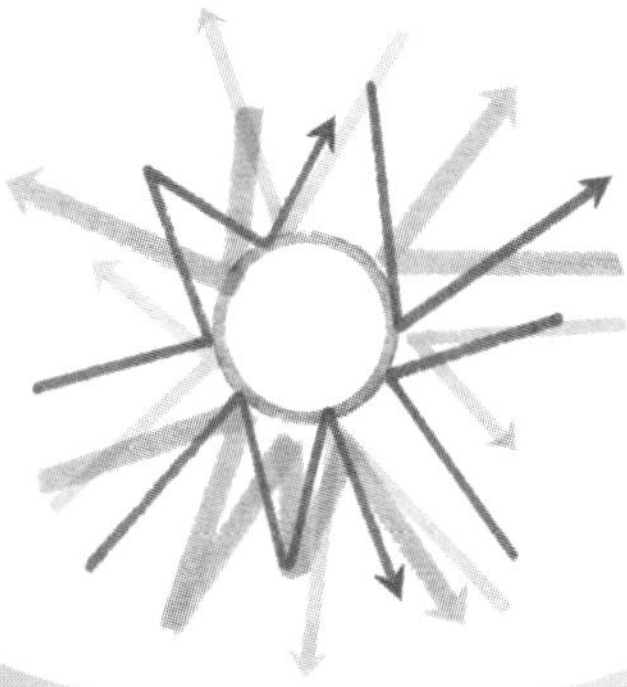

爪

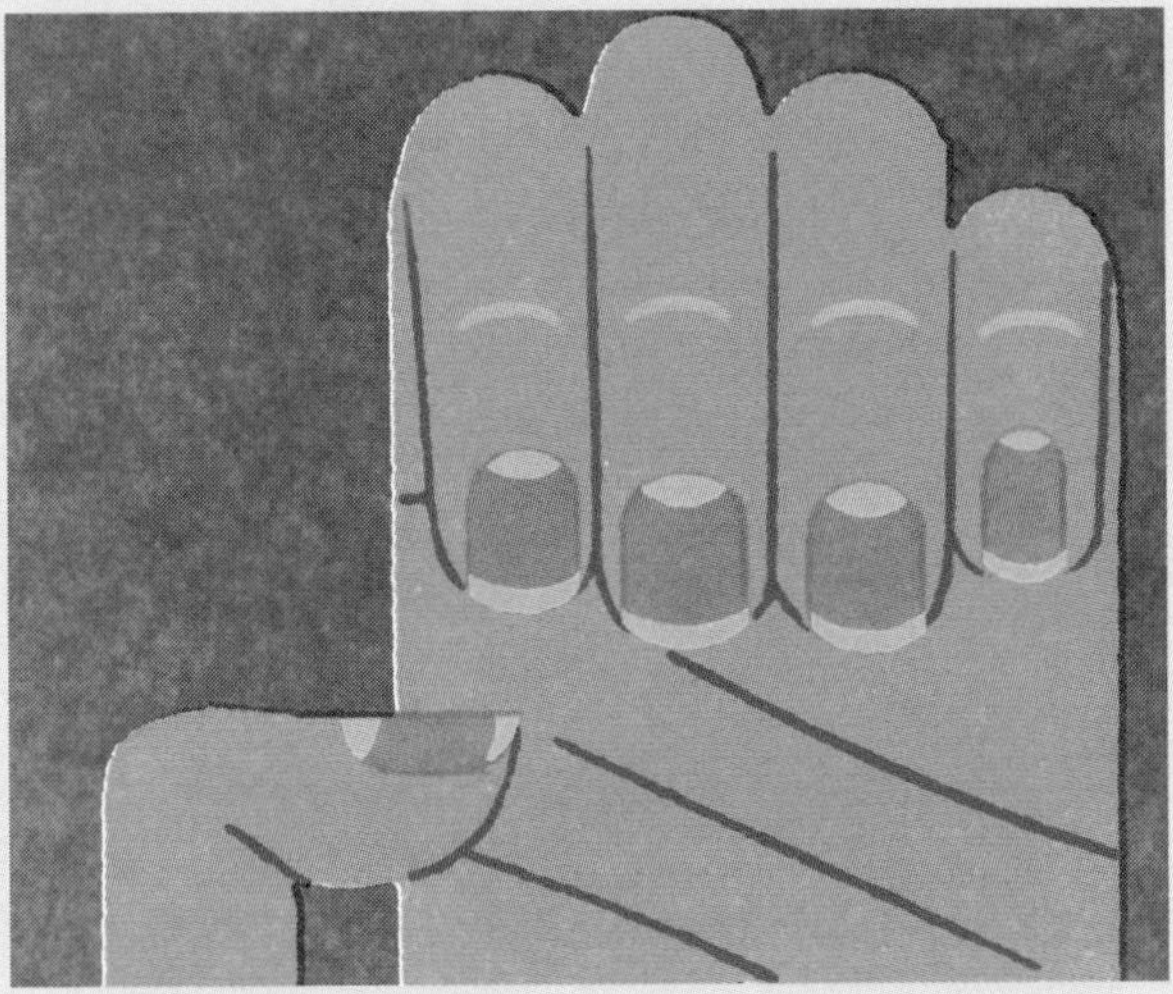

現在と、近い過去の体調と「肝」「脾」の状態がわかる

顔をみる以外にも、日々の暮らしの中でチェックしやすいのが爪。爪をみれば、今の体全体の状態と、近い過去にどんな体調だったのかを判断できます。中医学の「望診《ぼうしん》」では重要なパーツで、漢方の体質診断でも爪の状態に関する質問がよく出てきますし、私も相談者に必ず爪の状態をお尋ねします。

爪をみるときは、色と表面の状態、でこぼこなどの有無や、割れやすい、二枚爪になりやすいなど爪がもろくないかを確認し、判断の参考にします。色が明るいピンクで、表面にでこぼこやスジ、線などがないのが健康で正常な状態。それ以外の場合、何かが足りないかどこかに不調があるのかもしれないと考えます。

爪は硬いので、骨と同じカルシウムでできていると思っている人もいますが、実は骨ではなく皮膚の一部。また中医学では、爪の原料は髪と同様に気血水《きけっすい》の血《けつ》です。ですから、血を貯める、夜の間に血をきれいにするなどの役割を担う五臓《ごぞう》の「肝《かん》」との関りが深く、また血を作り出す「脾《ひ》」の影響もあらわれます。爪の部分がピンク色にみえるのは、爪という透明の皮膚の下を流れる血液の色がそのまま反映されるから。だから爪をみれば、今の血の状態が判断できるのです。

割れやすい（二枚爪）

肝 心 脾 肺 腎
気虚 血虚 陰虚
気滞 瘀血 痰湿

血が不足しているサイン
睡眠やメンタルにも影響するかも

爪が割れやすい、すぐに欠けたり、二枚爪になったりするというお悩みはよく耳にします。爪を保護するためにジェルネイルをしているという人もいますが、これはかえって爪を傷める可能性もあり、あまりおすすめできません。

乾燥が原因だからと爪用のオイルなどを塗る人もいますが、原因は乾燥だけではなく、血《けつ》の不足です。中医学では爪の原

◎食の養生

❶の場合
うなぎ：肝の血を蓄える働きを助けて正常にする。血自体を補う作用も。
みかん・グレープフルーツ：香りの強いかんきつ類は、エネルギー(気《き》)を巡らせて肝をいたわる働きがある。中でもみかんやグレープフルーツがおすすめ。

❷の場合
緑黄色野菜：ほうれん草、小松菜、にんじん、パセリ、ピーマンなどの緑黄色野菜は血を補う働きに優れている。
かぼちゃ：胃腸の働きを正常にしながら、体力や気力も補う頼れる食材。

料は血なので、血を貯めてきれいにする働きを持つ肝《かん》の状態に影響を受けます（❶）。

夜通しスマホやパソコンで動画を観たり、ゲームをしていたりするのは、睡眠不足、目の酷使、ブルーライトの画面を見続けるストレスなど、肝を弱らせる行動のオンパレード。そんな習慣を続けている限り、爪が割れやすい状態は改善しませんよ。

もちろん血を作る食材を食べていない、血を作る脾《ひ》が弱っている、なども原因になります（❷）。血が足りないままだと、爪だけでなく髪の毛のパサつき、めまいやふらつき、不眠症、不安な気分になりやすいなどの症状にもつながります。

外食でも緑黄色野菜や魚を食べるよう意識してみましょう。睡眠不足も大敵です。1日10分でもいいので今より早く寝るなど、できる範囲で生活習慣を変えてみてください。

爪

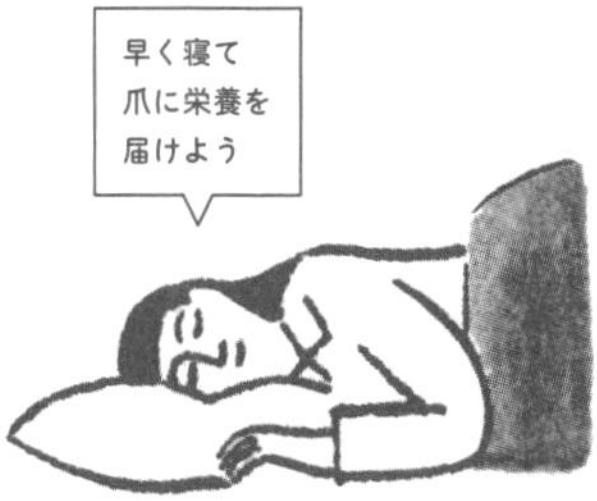

白っぽい

食べ物やストレスによる血不足サイン

肝　心　脾　肺　腎
気虚　血虚　陰虚
気滞　瘀血　痰湿

爪の色が薄く白っぽいのは、**明らかに血《けつ》が足りていない状態だと判断します。**ファストフードやインスタント食品ばかりではなく、〝ちゃんとした食事〟を摂っていますか。仕事などで常に強いストレスを抱えていたりしませんか。前者の場合は血を作る食材が足りず、胃腸も弱っていきます（❶）。後者の場合は肝《かん》が弱ります（❷）。どちらの場合も全身に十分に行き渡らせる量の血が足りないということです。

◎食の養生

❶の場合

黒きくらげ：血を補う働きが高く、爪だけでなく顔色の白っぽさや、血が足りないことによって起きるふらつきなどの症状もやわらげる。

❷の場合

いちご：肝の機能を助けて血を作る働きを持つ貴重な果物。消化不良を改善する働きもある。

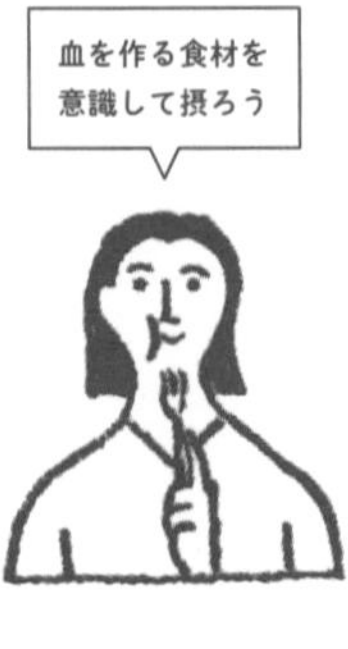

赤みが強い

肝　心　脾　肺　腎
気虚　血虚　陰虚
気滞　瘀血　痰湿

発熱しているか、潤い不足のサイン

爪の赤みが強い場合は、潤い（水《すい》）不足や風邪などで体の中に熱がこもっている可能性があります。今現在、高熱が出ている場合は、熱が下がるとともに爪の色も自然に戻るでしょう。熱はないのに爪の赤みが強いのであれば、潤い不足かもしれません。目の充血やほてりは気になりませんか。冷たい飲み物や甘いお菓子などで胃腸に負担をかけていたら、潤いを十分に作れていない可能性がありますよ。

爪

◎食の養生

うり類：きゅうり、ズッキーニ、冬瓜などのうり類は、潤いを作って体内の乾燥症状をやわらげてくれる。

南国のフルーツ：果物全般に潤いを作る働きを持つものが多いが、特にパイナップル、すいか、マンゴー、スターフルーツ、シークワーサーなど南国のフルーツは、体を潤わせて熱をとる働きがある。

紫っぽい

肝	心	脾	肺	腎
気虚	血虚	陰虚		
気滞	**瘀血**	痰湿		

ドロドロの汚れた血が指先まで!?

おしゃれを優先して、多少寒くても薄着をしている。栄養を気にかけず、小腹がすいたらお菓子や菓子パンでしのぐ。毎晩深夜まで海外ドラマを観ている。そんな生活が続くと、体内の血がドロドロの汚れた状態（瘀血《おけつ》）になっていき、血流も悪くなります。爪の色が紫っぽいのはその兆候。そのままの生活を続けると、肩こりや生理痛がひどくなる可能性も。爪の色で体調をチェックする習慣をつけましょう。

◎食の養生

みょうが：血のかたまりなどを解消して血行を促す。エネルギー（気《き》）を巡らせる働きも持つ。

青魚：いわし、さんま、さば、かんぱちなどの青魚全般は、血流を促進する成分を持つ。

黒い縦の線がある

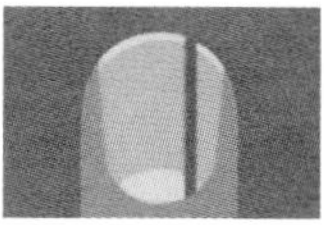

肝 心 脾 肺 腎
気虚 血虚 陰虚
気滞 **瘀血** 痰湿

くっきり線が入っているなら即病院へ

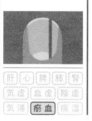

爪に鉛筆やペンで書いたような、縦にピュッとまっすぐ走る黒い線があらわれたら、すぐに病院に行きましょう。これは西洋医学でいう皮膚がん（悪性黒色腫《あくせいこくしょくしゅ》・メラノーマ）の可能性があります。指先をぶつけたりはさんだりした覚えがあるなら、血豆やアザの可能性もありますが、くっきり縦の線が出た、放置していたら線の数が増えた、幅が太くなったなどの変化あったら、必ず医師に診てもらいましょう。

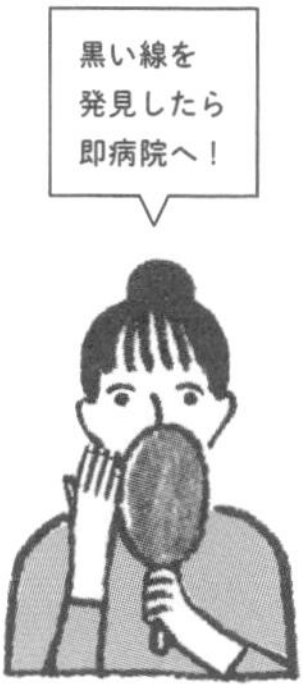

縦ジワがある

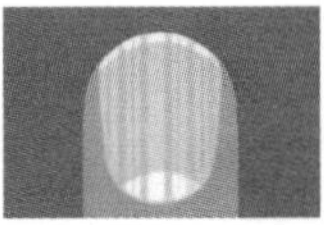

肝　心　**脾**　肺　**腎**
気虚　血虚　**陰虚**
気滞　瘀血　痰湿

基本は老化、食生活&疲れの影響も

爪に縦のシワが出た場合、潤い（水《すい》）不足の可能性が高いです。顔にシワができるのと同様に、基本的には加齢による老化現象のひとつですが、若くてもジャンクフードばかり食べるような食生活をしていると、潤いのもとが不足して胃腸も弱り、潤いを作り出せなくなります（❶）。まいにちクタクタに疲れるほど体を酷使していると、潤いを貯める働きの腎《じん》が弱って体内が潤い不足になる可能性もあります（❷）。

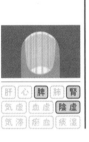

◎食の養生

❶の場合

貝類：あわび、貝柱、はまぐり、ほたて貝などの貝類には、潤いを補って肌や体内の乾燥症状を改善する働きがある。

❷の場合

黒米：腎を元気にしてくれるだけでなく、潤いも補い胃腸の働きも正常にするなど万能な食材。白米に混ぜて炊くと摂りやすい。

横スジがある

栄養失調が起きているシグナル

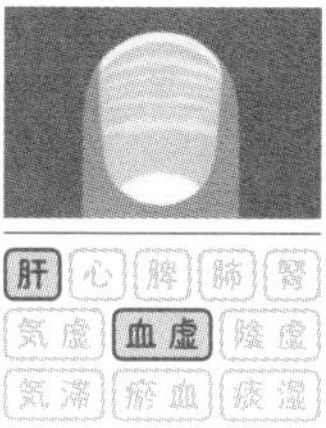

最近の日本人女性は、実は栄養不足といわれます。原因は過激なダイエットや、忙し過ぎてインスタント食品に頼りがちだからなどさまざまですが、そういう人は爪に横スジが目立ってきます。横スジは、過労や体内の血《けつ》の不足のサイン。血は栄養と潤いの両方を運ぶので、量が足りなければ筋肉がひきつる、目が疲れる、肌が乾燥するなどの症状もあらわれるかも。血を作るもととなる栄養を摂りましょう。

◎食の養生

牡蠣：血や潤いを補い、さらに精神が不安定な状態や不眠などの症状もやわらげる。

かつお、鮭、さば、まぐろ：日本人になじみの深い魚は、血を補う働きに優れている。できるだけ生ではなく加熱して食べよう。

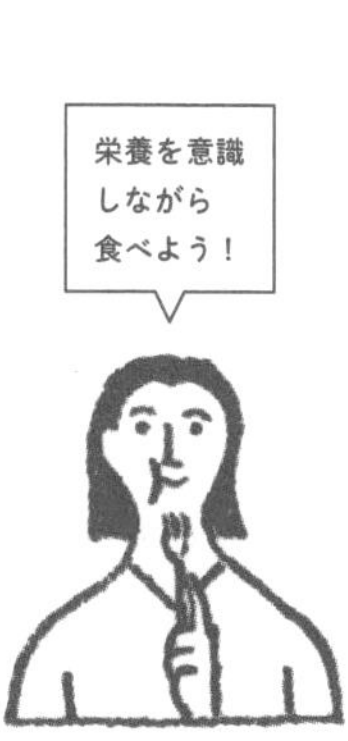

でこぼこしている

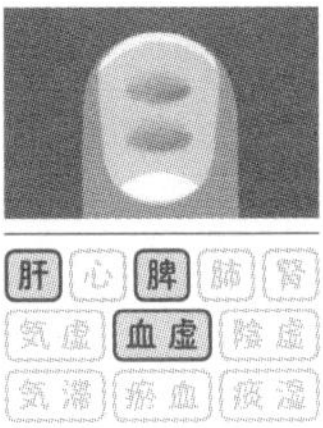

食事&生活が乱れているサイン

爪の表面が全体にでこぼこしてくるのは、血《けつ》の不足で肝《かん》が血を十分に貯められなくなり、また夜の間に血が浄化されていないことが大きな原因。これは良質な血を作れていないということです。血の材料となるものを食べていないことも考えられますが、睡眠不足、目の酷使などで血を消耗し過ぎることも原因に。もちろん血を作る脾《ひ》（胃腸）を弱らせることも一因になります。目も胃腸も休ませましょう。

◎食の養生

卵：栄養価が高く、中医学的にも滋養などのさまざまな力を持ち、血と水《すい》を補う働きを持つ。

レバー（牛・鶏・豚）：どれも血と水の不足を補い、爪はもちろん肌や髪を美しくする。加熱して食べよう。

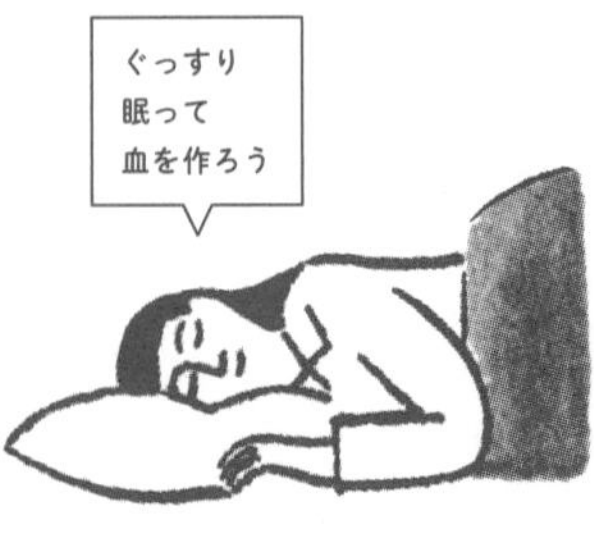

半月部分がない

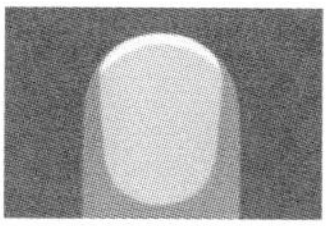

肝　心　脾　肺　腎
気虚　血虚　陰虚
気滞　瘀血　痰湿

病気ではないけれど休息が必要では？

爪の根元部分の半月がないときは、爪を作る働きの低下を疑います。これは、エネルギー（気《き》）が不足し、爪の原料である血《けつ》を作れていない状態。誰しも加齢によって気の不足、血の不足は起こってくるので、年齢とともに半月が小さくなるのは普通です。深刻な病気の心配はいりませんが、いつも疲れがとれない、すぐ風邪をひく、夜眠れないなどがあれば、気が不足しているサイン。少し体を休めましょう。

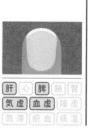

爪

◎食の養生

羊肉：体力や気力を補い、胃腸を温めて体の中の冷えも改善する。

米麹：麹は体力、気力を補う働きに長けているので、麹から作られる食品はおすすめ。甘酒を作ってみたり、塩麹や醤油麹にして調味料として常用するのもおすすめ。

ココア：疲労や虚弱体質を改善していく働きが期待できる。できるだけ砂糖は加えず、甘みが欲しい場合ははちみつや黒砂糖などの自然の甘味料を。

column

❻

「HSP＝超繊細な人」は 衛気が不足しているのかも

「HSP」という言葉を目や耳にする機会が以前より増えました。これは、「Highly Sensitive Person（ハイリー・センシティブ・パーソン）」の略で、「超敏感体質の人」という意味ですが、中医学ではこういう方は、衛気《えき》が不足している状態と考えます。外部との緩衝材のような役割をする衛気が少ないから、外気温や激しい音、色、光などに反応してしまうのです。人のちょっとした仕草や表情、場の空気などの細かな情報を読みとる力に優れていますが、いろいろなことに気づく分、疲れてしまいます。普通に生活するのが難しいほど敏感なら、衛気をできるだけ作る、増やすようにしていきましょう。

　そのためには消化吸収を担っている脾《ひ》を弱らせないようにすることと、脾を元気にする食材（P179参照）を摂ることです。さつまいも、かぼちゃなどを積極的に食べましょう。ホクホクしたものは、脾を元気にして、気を作ってくれますよ。

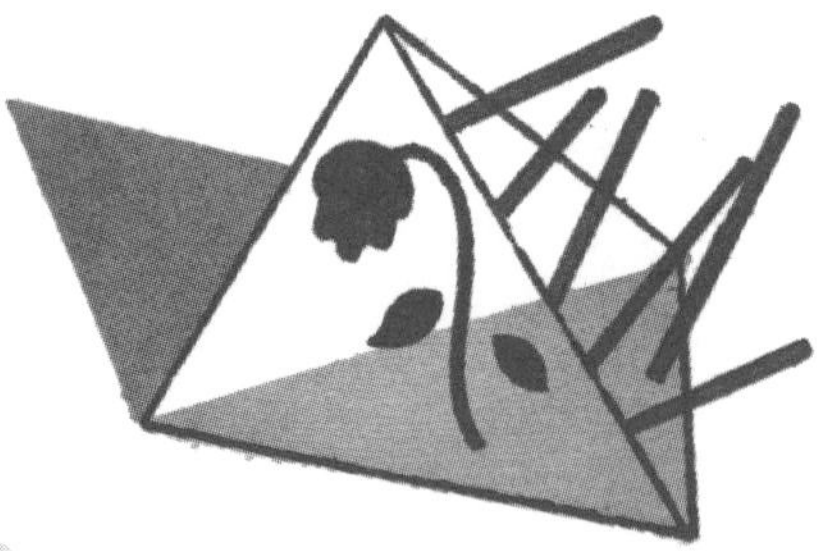

2章 自分の体質を知って五《ご》臓《ぞう》をいたわろう

日々の望診で五臓の弱りに気づけば病気になる前に対処できる

鏡でご自身の顔をみながら、1章で取り上げている項目と照らし合わせてみた結果はいかがでしたか。食生活の乱れや過労、運動不足など、日頃の不摂生のサインがずばり顔に出ていたのではないでしょうか。

また、「舌の状態って結構変わるんだ」「吹き出物ができるのはいつも口周りだ」など、今までは意識していなかったことに気づいた人も多いかもしれません。

実はその気づきが、あなたの五臓《ごぞう》の調子を知るための重要なヒントとなります。五臓とは、私たちの体を生かし動かしていくための働きや機能を分類したもので、肝《かん》、心《しん》、脾《ひ》、肺《はい》、腎《じん》という5つの臓腑《ぞうふ》があります。

望診《ぼうしん》でチェックする顔のパーツには、それぞれに関係の深い臓腑があります。肝は目、心は顔全体、脾は口、肺は鼻、腎は歯と髪と関連しています。ですから、望診を続けていると、顔のどの部分の項目が多く当てはまるのか、つまり五臓の中でもどれが弱くなりやすいのかがわかってくるのです。

五臓のひとつが突出して弱っている人もいれば、同時に複数が弱っている人もいます。五臓は互いに影響し合うので、ひとつが調子を崩すと、連鎖してほかの臓腑も弱っていきます。また、常に五臓すべてが元気という人は珍しく、大半の人はいずれかの調子が悪かったり、弱りやすい臓腑が決まっていたりします。

だからこそ、日々の望診で不調のサインに気づき、自分はどの臓腑が弱りやすい体質なのかを把握し、病気になる前に対処すれば、より健康な状態を目指せます。そのために自分自身で行える養生法が、食生活や生活習慣の改善なのです。

五臓は、古代中国の自然哲学『五行思想《ごぎょうしそう》』から生まれた概念です。ちょっと難しそうに感じるかもしれませんが、顔のパーツ以外にも、季節や体の部位、感情など、さまざまなものが五臓と対応していることをなんとなく知っておいてください（P188の表参照）。そうすると、「春になるとなんだかイライラしがちだったけれど、肝の働きと関係があったのかも」「最近、甘いものが食べたいのは、脾が弱っているサインかな」などのように、自分の不調の原因を把握しやすくなります。

五臓それぞれの働きについては、これからお伝えしていきますが、次のページに五臓の状態を見極めるためのチェックリストを用意しました。まずはご自身の五臓の状態を知って、日々の養生に役立ててください。

不調の根本原因が見つかる！

五臓《ごぞう》チェックリスト☑

このチェックリストでは、あなたの五臓（肝・心・脾・肺・腎）のうち、どこが弱っているかがわかります。

それぞれの項目で当てはまるものにチェックを入れたら、167ページにそれぞれ該当した数を記入しましょう。

ひとつの項目に相反する内容や複数の症状が入っているものもあります（例：汗をかきやすい／汗をかけない）。

その一部でも当てはまれば、チェックを入れてください。

肝《かん》

- □ 顔が青白い、青筋《あおすじ》が出ている
- □ まぶたがピクピクする
- □ 目が疲れやすい、ドライアイ
- □ 爪が割れやすく白っぽい
- □ 便秘と下痢を繰り返す
- □ PMSがある
- □ 経血にかたまりが混じる
- □ 眠りが浅く、よく夢をみる
- □ 食いしばりのクセがある
- □ 食欲にムラがある
- □ ガスがたまりやすい、ゲップやおならが多い
- □ ストレスを感じやすい
- □ イライラしやすい
- □ 気分が落ち着かず情緒不安定
- □ 酸っぱいものが好き

心《しん》

- [ ] 顔全体が赤い、ほてりがある
- [ ] 舌の先が赤い
- [ ] 爪の色が紫っぽい
- [ ] 顔がむくみやすい
- [ ] 動《どう》悸《き》や息切れを起こしやすい
- [ ] 心臓や胸が痛むことがある
- [ ] 眠れない
- [ ] もの忘れが多い
- [ ] 汗をかきやすい／汗をかけない
- [ ] 真面目で頑張り過ぎる
- [ ] よく不安や焦りを感じる
- [ ] テンションが一気に上がることがある
- [ ] 気分が晴れず憂鬱《ゆううつ》になりがち
- [ ] 暑さが苦手
- [ ] 苦いものが好き

脾《ひ》

- [ ] 顔が黄色っぽい、土気色
- [ ] 口の周りに吹き出物がよく出る
- [ ] 唇が乾燥し、口角が切れやすい
- [ ] 口臭がある
- [ ] 口の中が渇く／よだれが出る
- [ ] 舌の苔（白色・黄色）が厚い
- [ ] 食欲がない／食欲が異常にある
- [ ] 下痢をしやすい、軟便が多い
- [ ] あざができやすい
- [ ] 手足が重だるい
- [ ] 梅雨に体調を崩しやすい
- [ ] 生理が長引く
- [ ] 冷え性
- [ ] クヨクヨと思い悩みがち
- [ ] 甘いものが好き

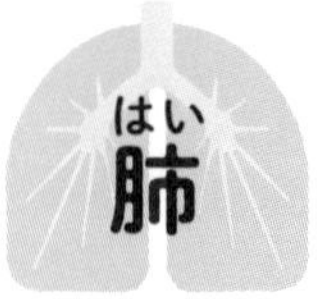

- □ 顔が白っぽい、色白
- □ 鼻の周りに吹き出物ができやすい
- □ 鼻水がよく出る／鼻がつまりやすい
- □ 肌が弱い、敏感肌
- □ よく風邪をひく、喘息《ぜんそく》がある
- □ のどが弱く咳が出やすい
- □ 花粉症やアレルギー性鼻炎がある
- □ 蕁《じん》麻《ま》疹《しん》や湿疹が出やすい
- □ アトピー性皮膚炎がある
- □ 全身がむくみやすい
- □ 便秘になりやすい
- □ 秋に体調を崩しやすい
- □ 声が小さい
- □ 悲しくなってメソメソしがち
- □ 辛いものが好き

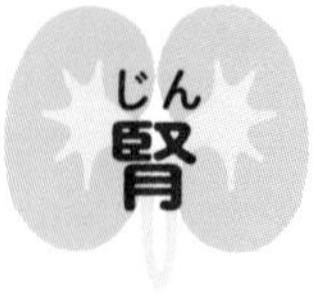

- □ 顔が黒っぽい、くすんでいる
- □ 目の下にクマがある
- □ 舌が赤く、舌の苔が薄い
- □ 抜け毛が気になる、若白髪がある
- □ 虫歯が多い
- □ 疲れやすい
- □ 排尿障害がある（頻尿／尿漏れ／残尿感など）
- □ 足腰がだるい、よくつまづく
- □ 性欲がわかない
- □ 生理周期が乱れる
- □ 手足が冷える／手足がほてる
- □ 耳鳴りや難聴がある
- □ 午後に微熱が出る
- □ 驚きやすい、怖がり
- □ しょっぱいものが好き

☑チェックを入れた項目の数

肝	個	心	個	脾	個
肺	個	腎	個		

一番多くチェックがついたところが、あなたの最も弱っている五臓です。また、チェックの数が5つ以上の場合、その五臓は何らかの原因で弱っていると考えます。複数の五臓に5つ以上チェックがついた場合には、チェック項目の中に自分が最も悩んでいる不調が含まれる五臓の養生から行いましょう。

肝の弱りが気になる人は……………………………> P168 へ

心の弱りが気になる人は……………………………> P172 へ

脾の弱りが気になる人は……………………………> P176 へ

肺の弱りが気になる人は……………………………> P180 へ

腎の弱りが気になる人は……………………………> P184 へ

肝《かん》

血を貯めて全身に配り自律神経のバランスも司る

肝《かん》の働きの多くは、気《き》血水《けつすい》の血《けつ》に関係しています。

血を貯める、血の量を調整して体の各所に分配する、夜の間に汚れた血をきれいにするなどは肝の役割。こうした働きによって自律神経を調整し、血圧や体温、代謝など、生きていくために欠かせない体の機能に関与しています。

体のパーツでは、目や爪、筋《すじ》（筋肉を骨に付着させている部分）と深いつながりがあります。なぜなら、これらのパーツは血を栄養源としているから。肝が弱って血が少なくなると、目が疲れやすくなる、ドライアイになる、爪が白くなる、二枚爪になるといったトラブルが起こります。また、

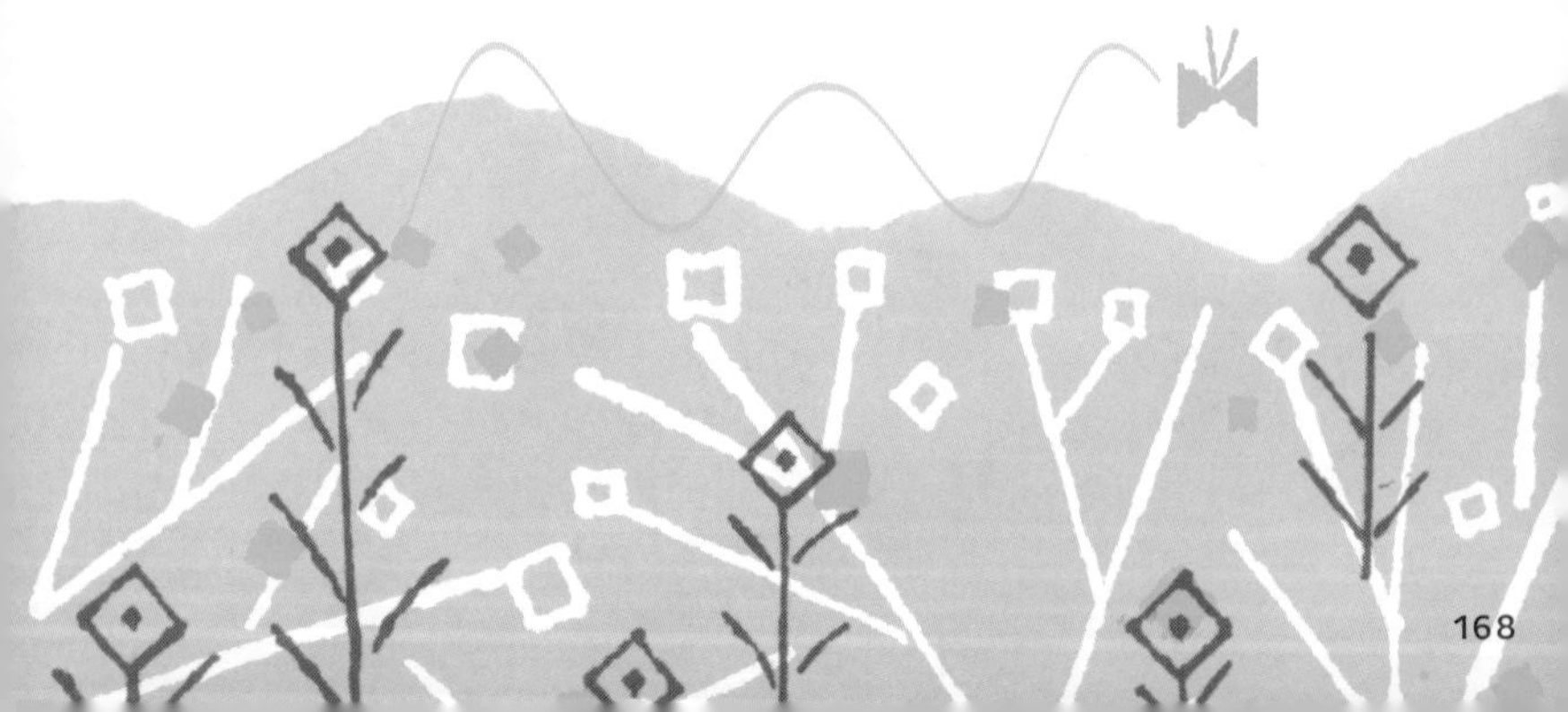

筋に関するトラブルは、まぶたがピクピクする、足がつるなどの形であらわれます。一見、何の関係もなさそうなトラブルですが、これらはすべて肝が弱っているサインなのです。

　肝のもうひとつの大事な役割が、全身に気《き》を巡らせることです。気を巡らせることで、食べ物の消化吸収を助け、血行や水分の代謝にも関わっています。しかし、肝は精神的なストレスの影響を受けやすいため、ストレスが強くかかると「巡らせる」仕事ができなくなります。その状態が続くと気が滞り、西洋医学でいうところの自律神経失調症のような状態に。すると、情緒が不安定になったり、下痢や便秘を繰り返すなどの症状に悩まされたりします。

　古代中国の自然哲学『五行思想《ごぎょうしそう》』の考えでは、肝は木《もく》に分類されます。春になって樹木が枝葉を広げて成長していくように、肝は物事を伸びやかにする性質を持っています。ストレスのような締めつけを嫌うのもそのためです。

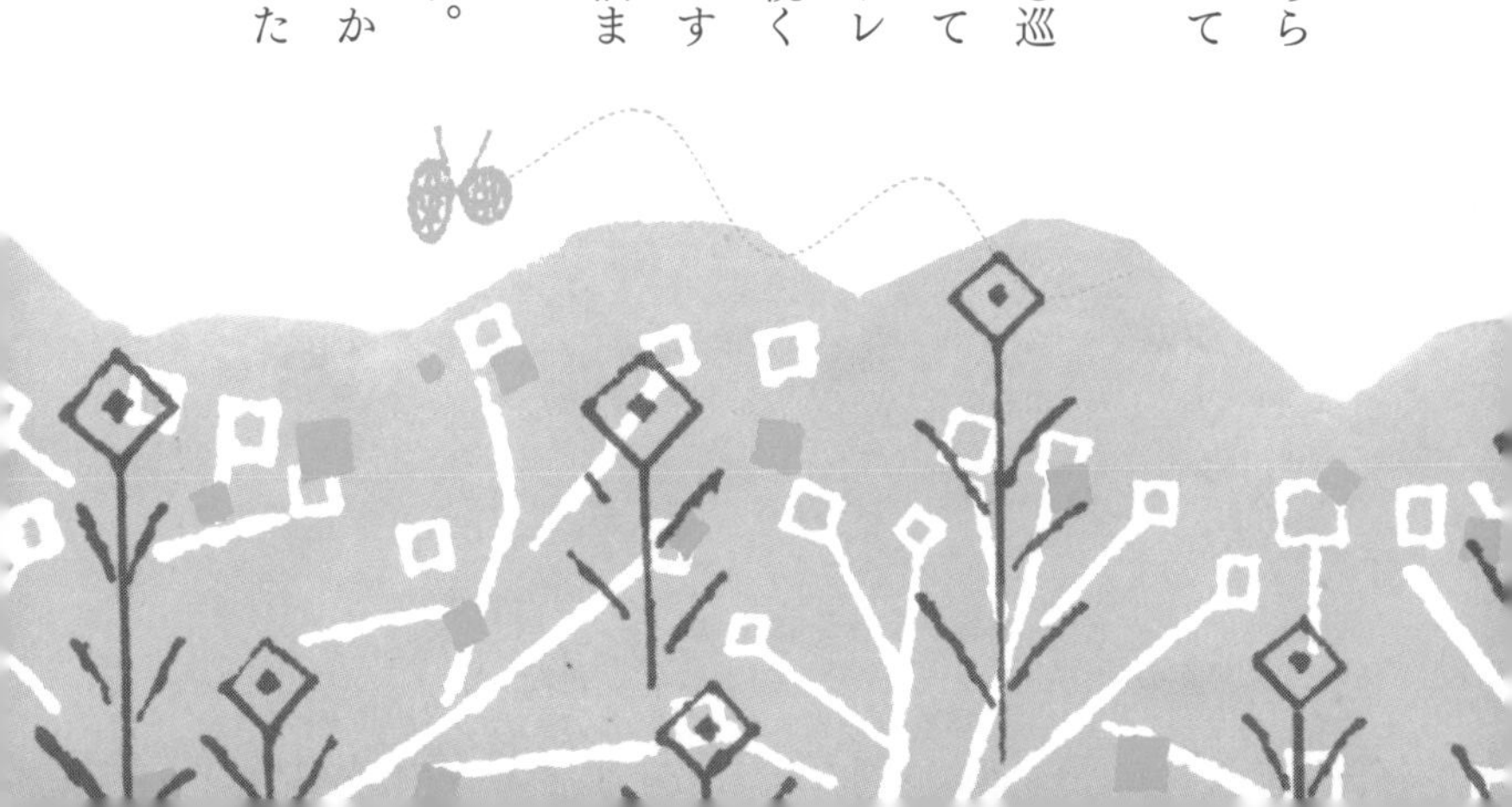

〝肝が弱っている人〟におすすめの養生

スケジュールはゆるく組む

肝《かん》が弱っている人は、ストレスを溜めないためにも、穏やかにゆとりを持って暮らすのが養生の基本です。「何時に起きて何時何分からはコレをして……」とガチガチに予定を決めて、ルールや時間に細かく縛られるのは避けましょう。

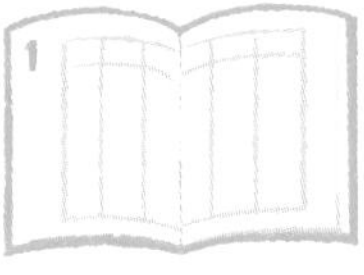

何かあったらまず深呼吸

カチンときたとき、イラッとしたときは、まず深呼吸。息を「吐く」ことを意識するのがポイントです。口からゆっくりと息を吐ききり、5つ数えながら鼻から息を吸い、また5つ数えながら口から息を吐きます。落ち着くまで繰り返しましょう。

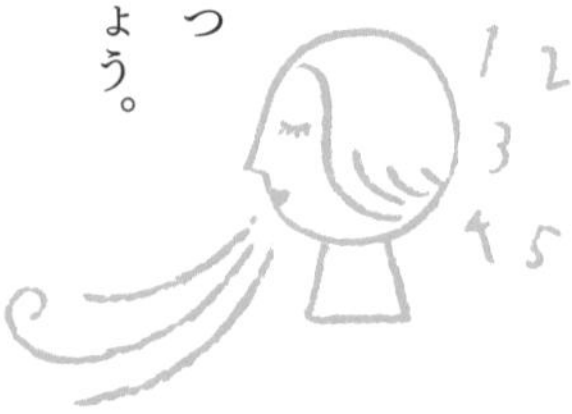

◎〝肝が弱っている人〟の性格＆特徴

- イライラしやすい、怒りっぽい
- 落ち着きがない
- よくしゃべる
- 涙もろい

すべての人に役立つ肝の養生

●夜中の1～3時の間はぐっすり眠る

中医学では「血《けつ》は睡眠中に肝に戻って浄化される」と考えます。また、時間と体の関わりの考え方で、夜中の1～3時が肝の時間なので、その時間に熟睡できていれば、肝をいたわることができます。睡眠時間の長さよりも、この時間帯に寝ていることが大事です。

●春はゆったりを意識し、ストレスを減らす

春は肝の働きが活発になります。すると、ちょっとした負担でも肝が消耗するので、この時期はどんな人もストレスに要注意。新生活がスタートする時期で環境の変化が起こりやすいので、頑張り過ぎずおおらかな気持ちで過ごしましょう。服装もゆったりしたものを選ぶといいですよ。

◎肝の働きを助ける食材

玉ねぎ、ピーマン、干ししいたけ、いちご、グレープフルーツ、あん肝、うなぎ、ししゃも、すずき、太刀魚、烏骨鶏の卵、レバー（牛・鶏・豚）、ローヤルゼリー

心《しん》

ポンプ作用で血を送り出し意識や感情もコントロール

心《しん》は、肝《かん》から送られた血《けつ》を体のすみずみに巡らせるポンプ作用を担っています。これは西洋医学でいう「心臓」の働きとも重なる部分です。

血を全身に送り出し、熱や潤い、栄養を体の各所に送っているので、心が弱ると、動悸《どうき》や息切れ、不整脈などを招きます。また、汗を大量にかく、汗が出ないなどの汗の異常がみられることもあります。

また、心はその字のとおり「こころ」にも関係しています。さらに「脳」に近い働きも担い、意識や感情などの精神活動をコントロールしています。喜怒哀楽の感情をすべてひっくるめて、私たちのこころや脳を統括しているのが心なのです。

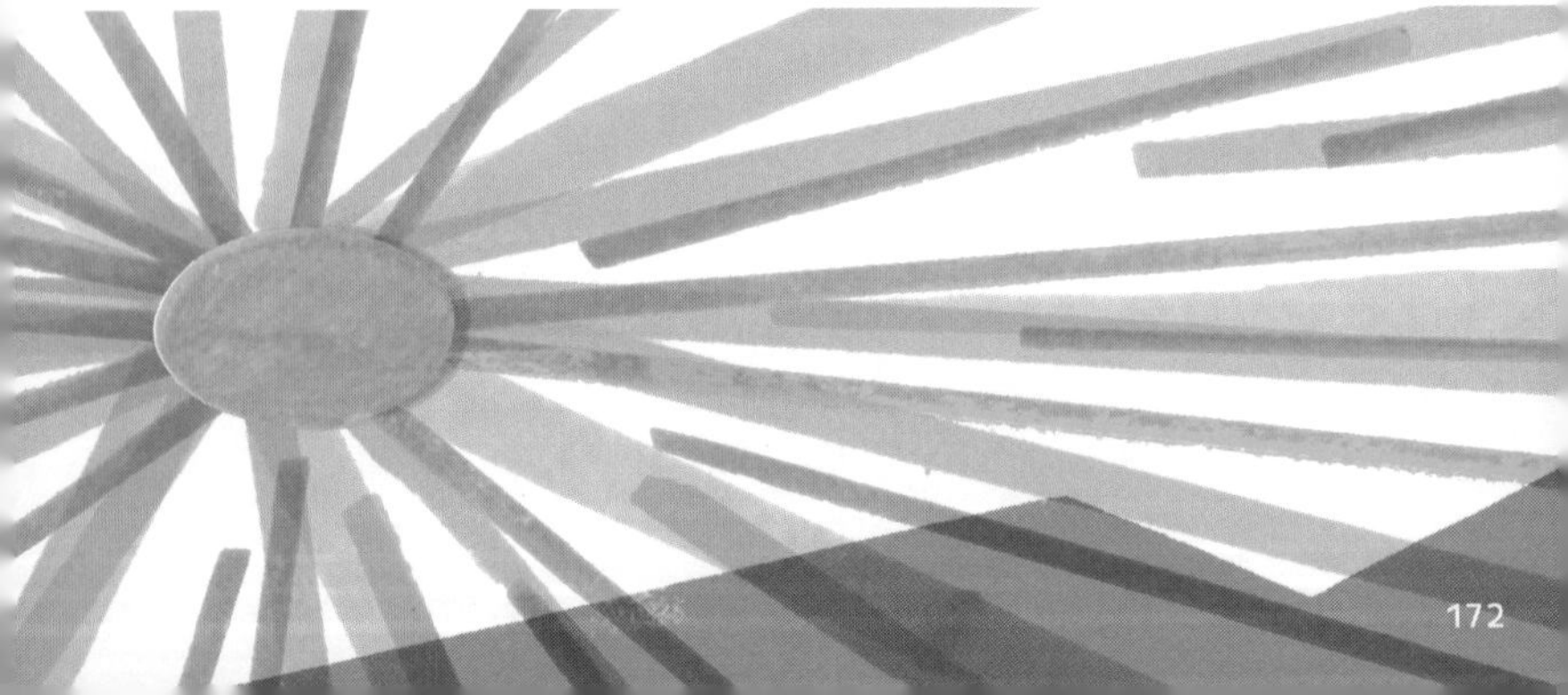

記憶力や判断力などに問題がなければ、心が安定していて思考や感情をコントロールできている良好な状態です。一方、不安感や緊張、焦りが強くなるなど精神が不安定になったり、もの忘れをしたりするのは、心が弱っていると考えられます。

また、眠りが浅くなって夢をたくさんみる、疲れているのに熟睡できないといった睡眠障害も、心の弱りで起こります。

顔のパーツでは、舌や顔色と深いつながりがあります。心が弱って熱がこもると、舌の先が真っ赤になったり、顔が赤くのぼせたりします。

心は五臓《ごぞう》を統括するリーダー的な役割を担うので、弱った心を養生せず無理を続けると、肝、脾《ひ》、肺《はい》、腎《じん》も弱ってしまいます。

古代中国の自然哲学『五行思想《ごぎょうしそう》』の考えでは、心は火《か》に分類されます。炎が燃え盛るように、心には熱を持って上昇していく性質があるためです。夏の暑さに連動して活発に働くため、暑い時期は心を消耗させないように注意が必要です。

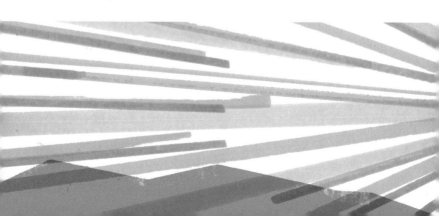

〝心が弱っている人〟におすすめの養生

●ストレッチで血流をよくする

ストレッチなどで体を動かして血流を促し、血《けつ》が流れやすい状態を保ちましょう。適度に汗をかけばこもった熱が発散されます。ウォーキングなどの有酸素運動もおすすめ。激しい運動は心拍数を上げ過ぎて、かえって心《しん》の負担になるため要注意です。

●やさしい香りでリラックス

不安感や緊張が強いときや、眠れない夜には、温かいピュアココアやジャスミン茶がおすすめ。甘い香りを楽しみながら、こころをリラックスさせましょう。お好みの香りのアロマオイルを用意し、気分に合わせて楽しむのもいいですね。

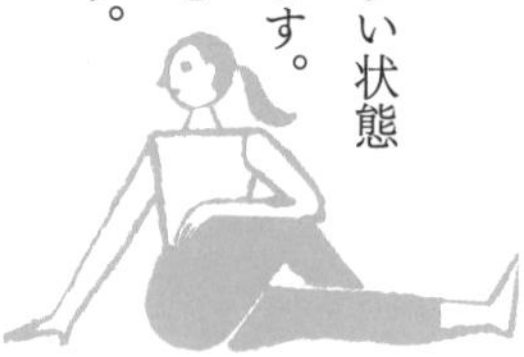

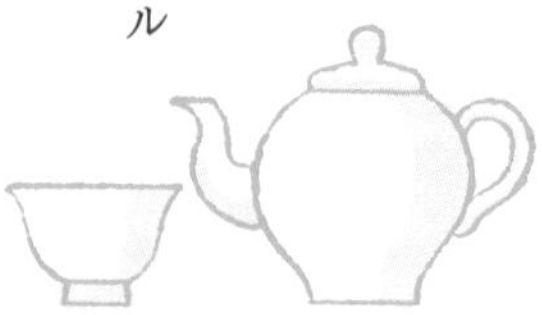

◎〝心が弱っている人〟の性格＆特徴

- 元気なときと弱ったときの差が激しい
- ボーッとしている
- 不安感が強い、気が弱い
- マイペース

すべての人に役立つ心の養生

●昼食後にはお昼寝休憩を

短時間のお昼寝は、午後の仕事の能率をアップさせます。そんなお昼寝にベストな時間帯が、11〜13時の間。これはちょうど、精神を管轄《かんかつ》する心の時間帯です。ランチ後はぜひ15分程度のお昼寝を。お昼寝が難しければ、少しの間、目をつむるだけでもいいですよ。

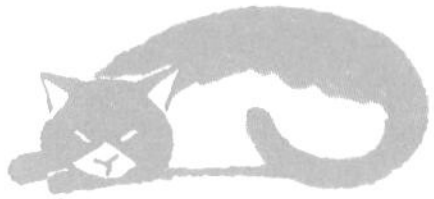

●真夏と真冬はおとなしく過ごす

夏は心が活発に働く季節です。汗を多くかき体力を消耗するこの時期は、心に熱がこもりやすく負担がかかります。同様に真冬も、寒さで血管が縮んでポンプ運動の負担が増すので注意が必要。真夏や真冬は、息が上がるような激しい運動、大量に汗をかくサウナ、岩盤浴などは避けましょう。

◎心の働きを助ける食材

黄にら、小麦、ひじき、あん肝、ハツ（豚）、ウーロン茶、紅茶

脾《ひ》

飲食物から気血水を作り全身へと運ぶ

脾《ひ》の重要な役割は、食べたものの消化吸収。西洋医学でいえば「胃腸」の働きに近いイメージです。

口から取り込んだ飲食物を消化し、その栄養素から気《き》血水《けつすい》を作り出して全身に運んでいます。そのため脾が弱ると、食欲不振や消化不良につながり、水《すい》の運搬が滞るとむくみが起こります。また、気血水がうまく作り出せなくなると、体を動かすエネルギーが不足するので、疲れやだるさにつながります。

そのほかの役割としては、気《き》を巡らせて栄養を体の上部に届ける、内臓の位置が下がらないように維持する、という働きがあります。

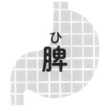

脾が弱ってこれらの働きが鈍ると、頭が重くなったり、めまいや耳鳴りがしたりします。また、肌がたるむ、ボディラインが崩れる、胃下垂、子宮脱といった臓器の下垂が起こる原因にもなります。

さらにもうひとつ、血《けつ》を血管内に留めるという働きもあります。脾が弱ると血が血管の外に漏れ出てしまうので、あざができやすくなったり、鼻血や歯ぐきからの出血が起こりやすくなり、不正出血や月経過多なども生じやすくなります。

脾と関係が深い顔のパーツは、食べ物を体内に入れて消化活動のスタート地点となる口。脾が弱ると、口の周りに吹き出物が出やすくなる、唇が乾燥する、口角が切れるなどの口周りのトラブルが増え、口臭が気になる、口の中が渇く、よだれが出るといったことも起こります。

古代中国の自然哲学『五行思想《ごぎょうしそう》』の考えでは、脾は土《ど》に分類されます。作物を育てる大地のように、脾には何かを生み出したり、変化させたりする性質があるためです。

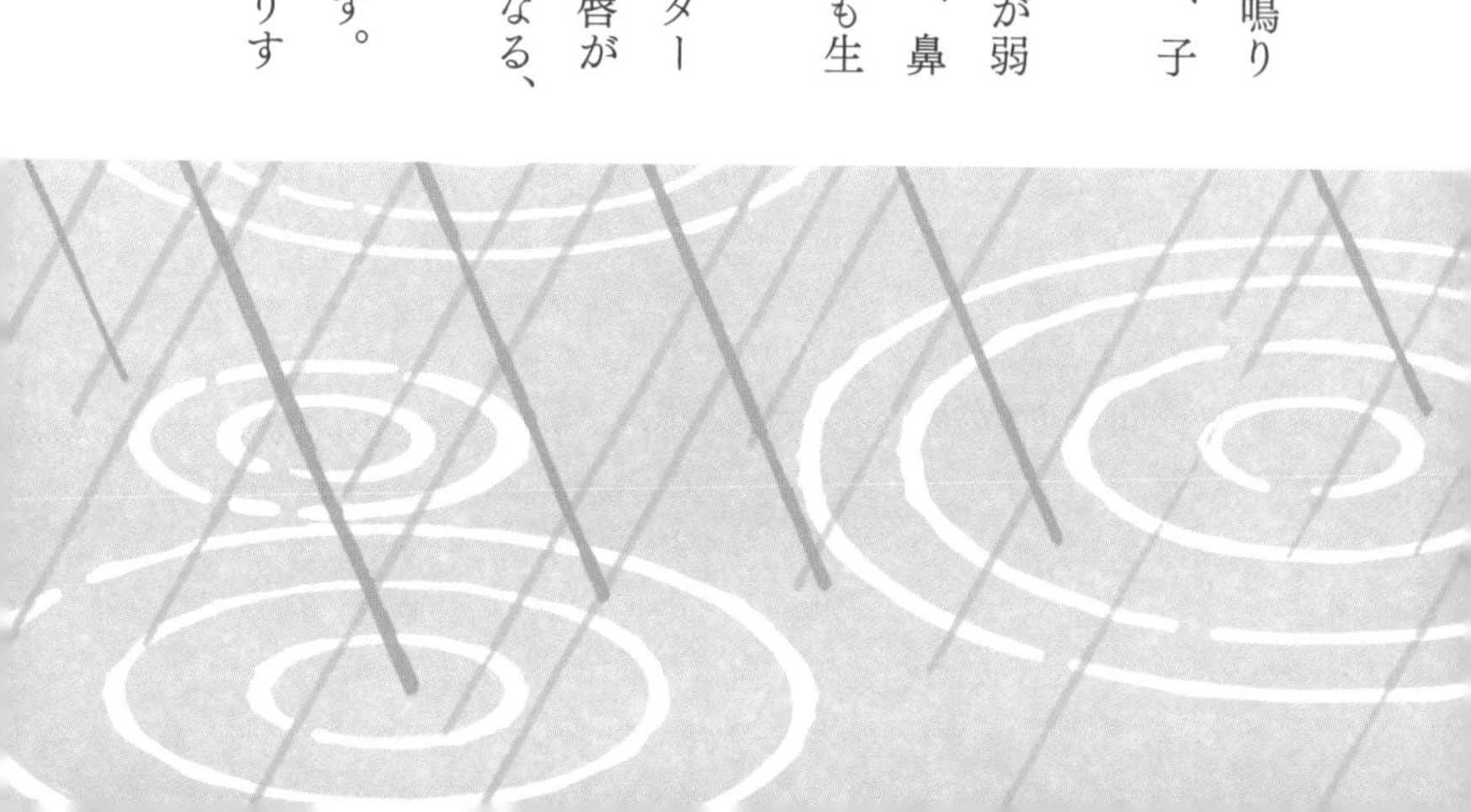

"脾が弱っている人"におすすめの養生

●とにかくよく噛んで食べる（最低30回）

脾《ひ》の養生法として最も簡単で誰でもすぐにできるのは、しっかり噛むこと。口の中でよく噛めば、脾の消化作業が楽になり負担を軽くしてあげられます。まずは食べ始めの10口だけでも、最低30回噛んでから飲み込むことを習慣にしてください。

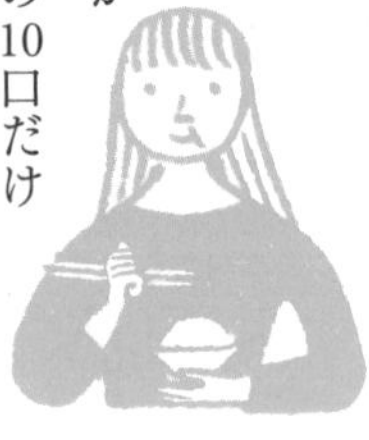

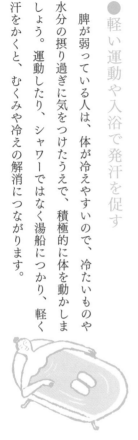

●軽い運動や入浴で発汗を促す

脾が弱っている人は、体が冷えやすいので、冷たいものや水分の摂り過ぎに気をつけたうえで、積極的に体を動かしましょう。運動したり、シャワーではなく湯船につかり、軽く汗をかくと、むくみや冷えの解消につながります。

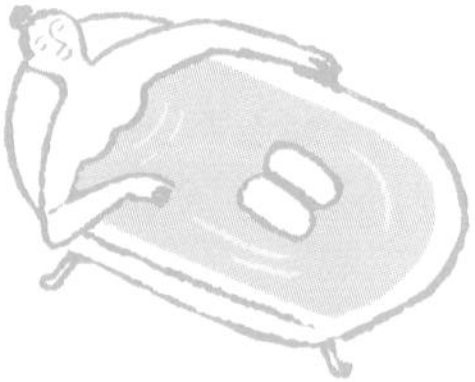

◎"脾が弱っている人"の性格＆特徴

- クヨクヨと思い悩む
- 引っ込み思案
- なかなか決断できない
- 足取りが重い

すべての人に役立つ脾の養生

●朝は温かく消化のよいものを

中医学での時間と体の関わりでは、朝の7〜9時は食べ物を受け入れる胃の時間。9〜11時は脾の時間で、この時間帯に食べたものが気血水《きけつすい》に変わります。だから、朝食に何を食べるかは重要。温かくて消化のいいお粥や味噌汁がおすすめです。

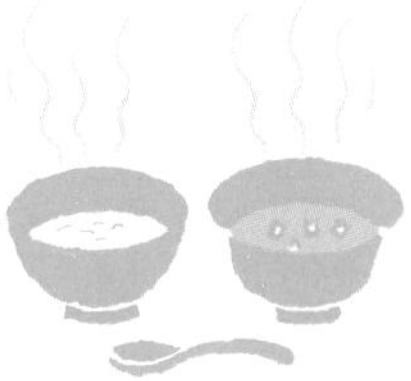

●梅雨時期は特に胃腸をいたわる

脾と関係の深い季節を長夏《ちょうか》といい、湿度と気温両方が高い時期を指します。梅雨の時期と、夏から秋への季節の変わり目で雨が多く湿度の高い時期なども含みます。脾は湿気や過剰な水分に弱いので、どんな人もこの時期は脾が弱りやすくなります。暴飲暴食を控え、冷たい飲食物は避けましょう。

◎脾の働きを助ける食材

いも類、かぼちゃ、きのこ類、ブロッコリー、おくら、エシャロット、アボカド、りんご、さくらんぼ、なつめ、米、はとむぎ、あじ、いわし、牛肉、鴨肉

肺《はい》

呼吸で気を全身に巡らせる 体のバリア機能にも関与

肺《はい》の大きな役割は、外部のきれいな空気を取り込んで気血水《きけつすい》の気《き》を作り、体内の汚れた空気を排出すること。外気に直接触れる部分なので、異物の侵入を防ぐフィルターのような役目も果たしています。肺が取り込んだきれいな空気が腎《じん》によって引き込まれることで、深くしっかりとした呼吸になります。

十分な呼吸によって気や水《すい》が全身に巡ると、体の表面は衛気《えき》（P147参照）というバリアで覆われ、皮膚は潤います。

肺はそれ自体も潤っている状態を好むので、空気の乾いた場所に長時間いると弱ります。すると気を作れなくなるので、呼吸は浅く短くなり、声

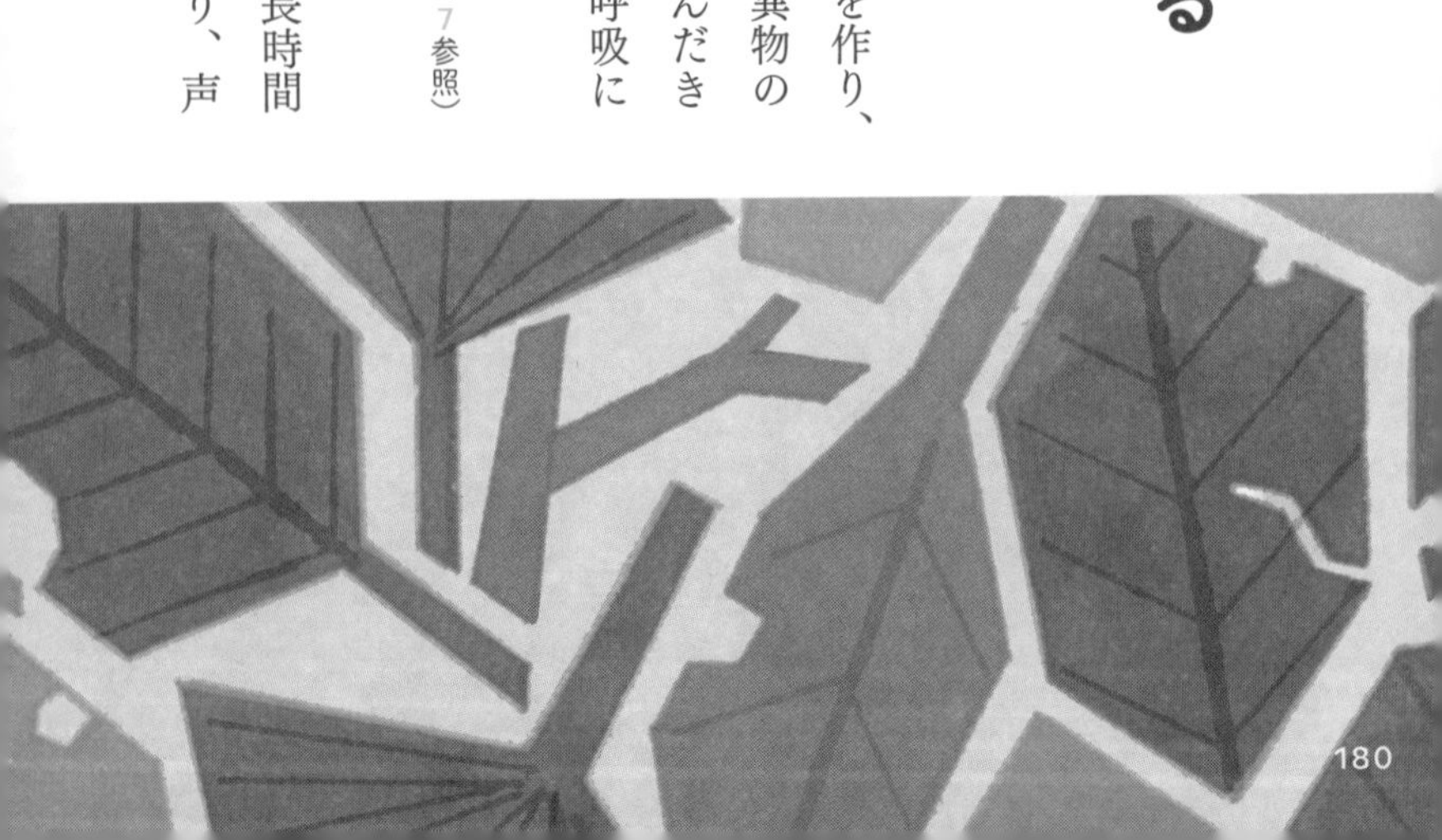

は弱々しくなります。また、咳や痰、鼻水や鼻づまりなど、呼吸器の不調が起こります。体をバリアのように覆い守っている衛気も不足するので、外敵に対して無防備な状態に。それによって、風邪をひきやすくなったり、花粉などの外部刺激によるアレルギー症状が出やすくなります。皮膚は乾燥気味になり、肌のハリやツヤも失われます。

肺は、水分の調整も担っています。毛穴の開閉をして発汗の量を調整し、不要となった体液を尿として腎に送ります。肺が弱るとこの働きがうまくいかなくなるため、むくみやすくなったり、汗や尿の量が減ったりします。

肺と関係が深い顔のパーツは、呼吸を行う鼻です。肺が弱ると先に述べたような鼻水、鼻づまりといった症状のほかに、鼻の周りに吹き出物ができやすくなります。

古代中国の自然哲学『五行思想《ごぎょうしそう》』の考えでは、肺は金《ごん》に分類されます。金とは金属製の刃物のようなイメージで、切り落とすことで物事を小さくする、縮める、下げるという働きが肺の性質と重なります。

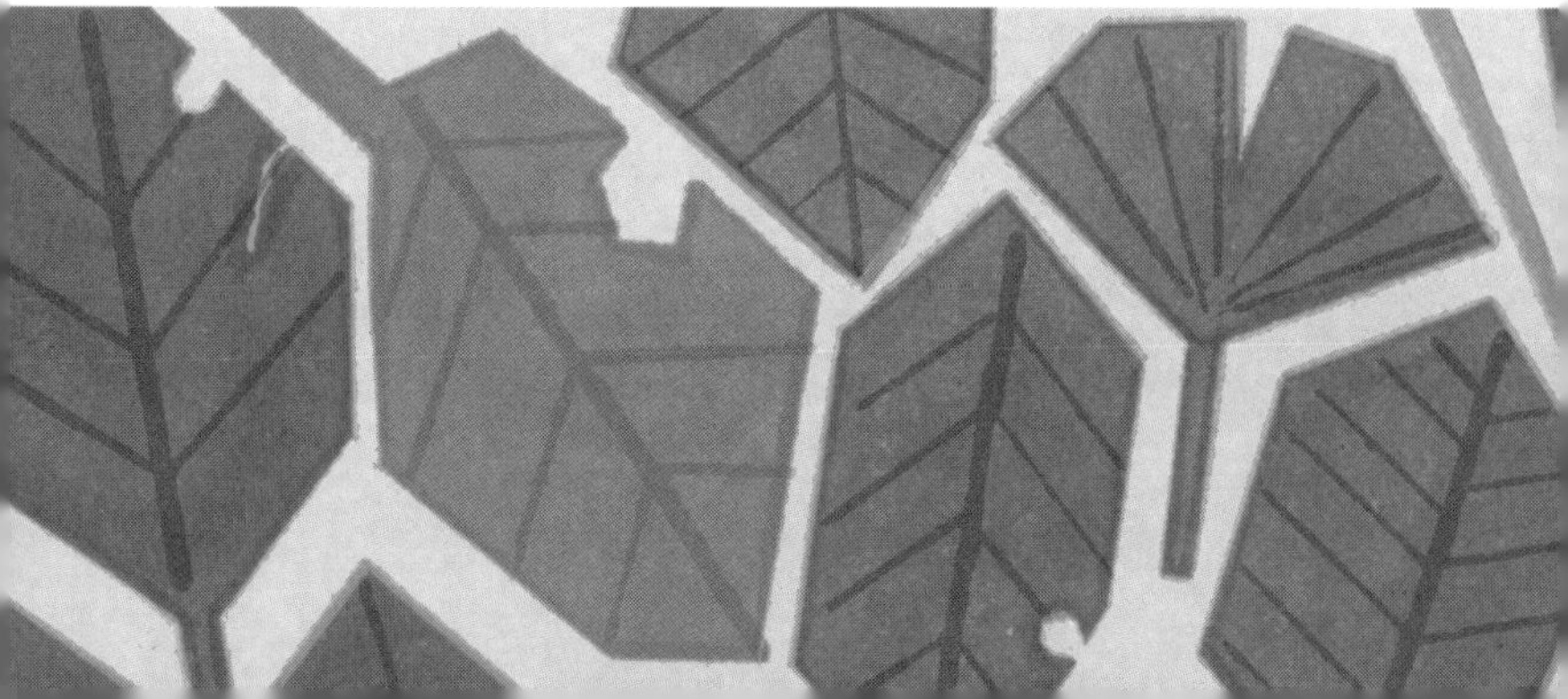

〝肺が弱っている人〟におすすめの養生

●深い呼吸でリラックス

肺にとって、新鮮な空気をたっぷり吸うことがとても大切です。仕事中などの集中時には、呼吸が浅くなりがち。休憩時間には、意識的に深呼吸を行いましょう。ヨガや太極拳など、深い呼吸をしながらゆっくり体を動かす運動もおすすめです。

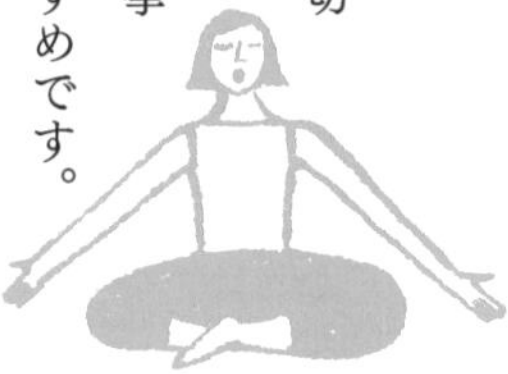

●加湿器を使って部屋を潤す

肺は乾燥に弱いので、肺が弱っている人は乾燥に気をつけましょう。オフィスや寝室など長時間過ごす場所の湿度をチェックし、加湿器を利用して湿度が40％以下にならないように保ったり、室内に濡れタオルをかけておくことも有効です。

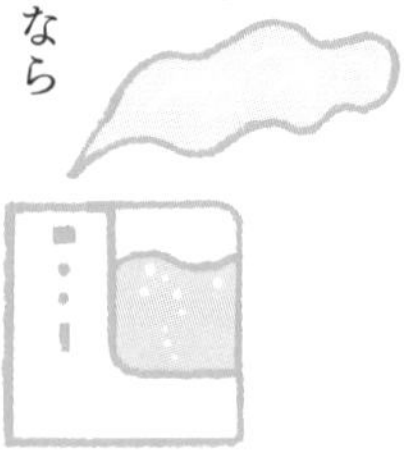

◎〝肺が弱っている人〟の性格＆特徴

・過度に悲しむ
・敏感過ぎる、繊細過ぎる
・ネガティブ思考
・声が小さい

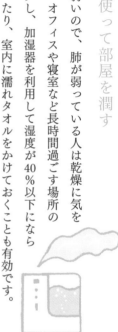

すべての人に役立つ肺の養生

●服の上から乾布摩擦で皮膚を鍛える

乾布摩擦のような〝皮膚をこする〟動作は、皮膚を統括している肺を鍛えることにつながります。裸になって行う必要はなく、服の上から腕や足元を軽くさするだけでも十分効果的です。肺が丈夫になれば、体の防御力も高まります。

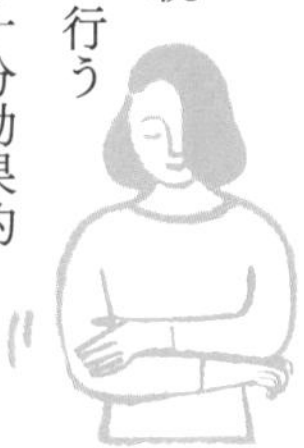

●秋口の乾燥に気をつける

肺と関係の深い季節は秋です。夏の湿度が一気に下がって乾燥してくるので、どんな人もマスクや加湿器を使うなどして、呼吸器の乾燥を予防しましょう。過度な発汗も乾燥を助長させるので、この時期は長風呂やサウナ、岩盤浴、ホットヨガなどは避けたほうが無難です。

◎肺の働きを助ける食材

ズッキーニ、クレソン、春菊、山芋、ぎんなん、きくらげ、いちじく、びわ、柿、梨、バナナ、みかん、アーモンド、松の実、さとうきび、はちみつ

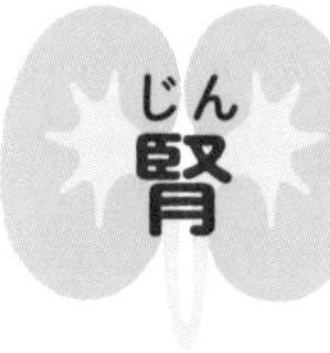

腎《じん》

生命力、成長力の源 全身の水分代謝も担う

腎の大きな役割は、生命活動の維持と成長発育、生殖を担うことです。「精《せい》」というエネルギーを蓄えており、これが生命力の源になります。

精には、もともと親から受け継いだ先天の精と、飲食物から自分で作り出す後天の精があります。この精が完全になくなると人は死んでしまうので、精を蓄える腎は五《ご》臓《ぞう》の中でも重要な存在です。

腎は加齢によって弱っていき、足腰が衰える、白髪が生える、記憶力が落ちるなど、さまざまな老化現象を引き起こします。また若くても、腎が弱ったり精が不足したりすると、成長の遅れがみられたり、生殖機能が減退して不妊の原因になったりもします。

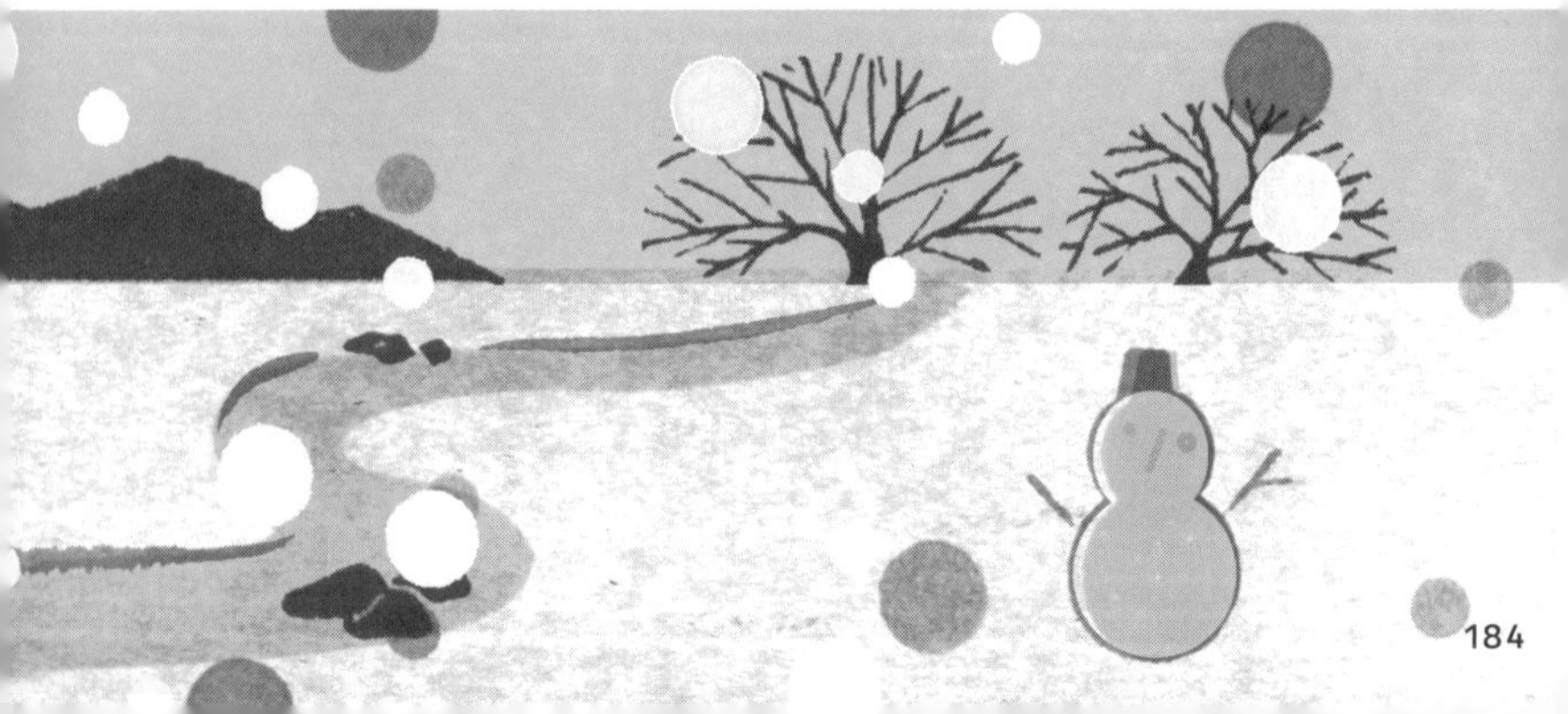

腎は、体内の水分代謝の中心的な役割も担います。それがうまく働かなくなると、むくみが起きたり、尿量の増減が頻尿や失禁などの排尿トラブルを招いたりします。

腎が弱ると、血液の濾過《ろか》も十分に行えなくなるので、顔色が黒ずんだり、目の下のクマが目立ったりということも起こります。

呼吸にも関わっており、肺《はい》と腎が両方機能することで深い呼吸が行えます。腎が弱ると呼吸が浅くなってしまうため、息切れや呼吸困難につながります。

腎は体のパーツでは耳、歯、骨、髪などと深い関係があります。老化現象として、難聴や歯のぐらつき、骨がもろくなる、薄毛になるなどがありますが、これらはすべて腎の弱りで起こります。

古代中国の自然哲学『五行思想《ごぎょうしそう》』の考えでは、腎は水《すい》に分類されます。川を流れる水のように、潤したり冷やしたりしながら、下へと向かっていく性質が、腎の働きと重なるためです。

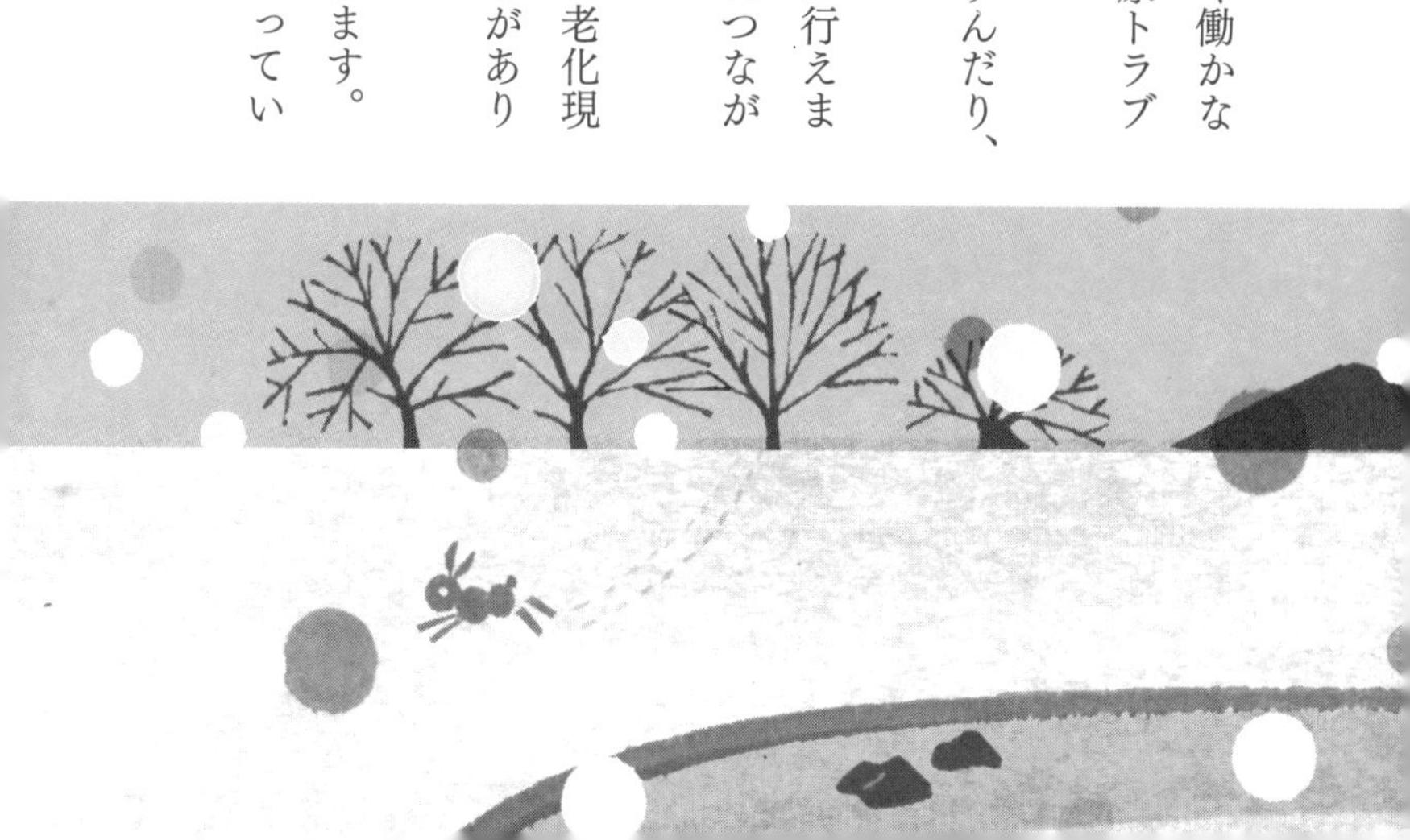

〃腎が弱っている人〃におすすめの養生

●足腰をしっかり動かす

腎《じん》の弱りは足腰に出ます。腎を元気に保つために、まずは歩きましょう。デスクワークで座りっぱなしの人は、1時間に一度は立ち上がって屈伸運動を。立ちっぱなしも腎を弱らせるので、接客業などで立ち続ける人は、意識的に休憩をとりましょう。

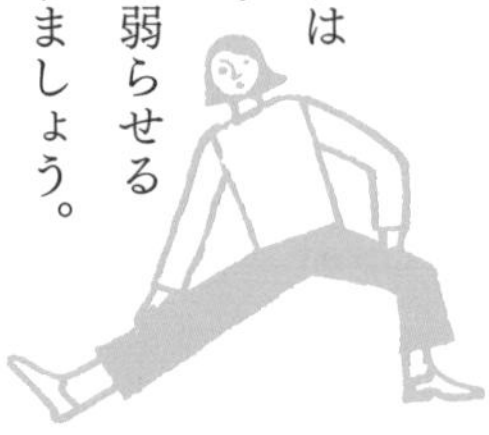

●足腰を冷やさない

足腰が冷えると腎が弱るので、素肌をさらして冷やすようなファッションは避けましょう。室内でも裸足《はだし》ではなく、できるだけ靴下やストッキング、スリッパを履くことを習慣に。腰を重点的に温められる腹巻きもおすすめです。

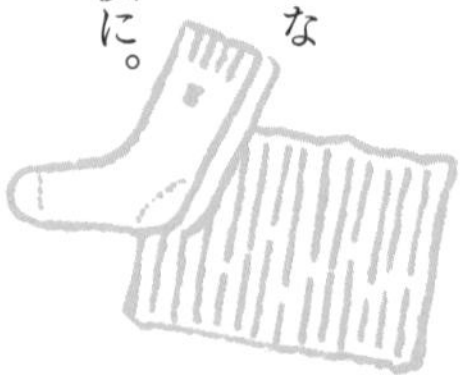

◎"腎が弱っている人"の性格&特徴

- ビクビクしやすい、怖がり
- 神経質
- 気力がわかない、やる気が出ない
- 実年齢より老けてみえる

すべての人に役立つ腎の養生

●若さの秘訣は何事も無理しないこと

腎は加齢とともに弱りますが、過労や睡眠不足が続くと腎の弱りは加速します。若々しくいるためにも、体を酷使して無理することは避けましょう。適度に体を動かすことはアンチエイジングにつながりますが、体力維持のための運動もやり過ぎは禁物です。

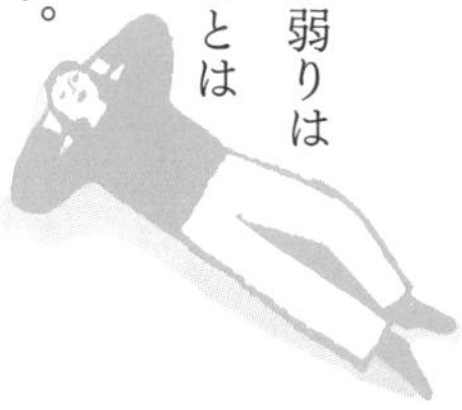

●冬は暖房にばかり頼らず厚着する

腎と結びつきの強い季節は冬。冬の寒さが腎を弱らせるので防寒が大事なのですが、その方法には工夫が必要です。ある程度厚着をすることで、体が直《じか》に寒さに触れないようにしましょう。薄着のまま、暖房をガンガンにきかせていると、汗をかいて体が消耗してしまいます。

◎腎の働きを助ける食材

山芋、きゃべつ、カリフラワー、ごぼう、むかご、豆類、ブルーベリー、えび、ほたて貝、たい、すずき、うなぎ、すっぽん、鶏肉、豚肉、木の実、黒ごま

五臓《ごぞう》の状態を知るヒント（五行色体表《ごぎょうしきたいひょう》）

五臓には対応する体の部位や、感情、色、季節などがあります。五臓の調子をチェックする際の参考にしてください。

五行／五臓	五臓とつながりが深い感覚器（五竅《ごきょう》）	五臓とつながりが深い体の部位（五主《ごしゅ》）	五臓の変調があらわれる部位（五華《ごか》）	
木　肝《かん》	目	筋《すじ》	爪	
火　心《しん》	舌	血管	顔	
土　脾《ひ》	口	筋肉 脂肪	唇	
金　肺《はい》	鼻	皮膚	体毛	
水　腎《じん》	耳	骨	髪	

五臓とつながりの深い分泌液（五液《ごえき》）	涙	汗	よだれ	鼻水	つば
五臓とつながりの深い感情（五志《ごし》）	怒る	喜ぶ	思い悩む	悲しむ	恐れる
五臓が弱ったときの顔色（五色《ごしょく》）	青	赤	黄	白	黒
五臓が活発に働く季節（五季《ごき》）	春	夏	長夏《ちょうか》（梅雨など）	秋	冬
五臓が苦手とする外気の状態（五悪《ごあく》）	風	熱	湿気	乾燥	寒さ
五臓の働きを助ける味、五臓が弱ると求める味（五味《ごみ》）	酸っぱい味	苦い味	甘い味	辛い味	塩辛い味

column

⑦

自覚症状が出たら一大事!?
“沈黙の五臓”ってあるの?

よく「肝臓は沈黙の臓器」といわれますね。臓器そのものを指すわけではありませんが、五臓《ごぞう》の肝《かん》も同様かというと、そうではありません。中医学の考えでは、肝臓も含む肝は、弱るとすぐにサインを出してくれる雄弁な臓器。逆に、“沈黙の五臓”といえるのは腎《じん》なのです。

五臓の中では、呼吸で外界と直接つながり、また外界と触れる皮膚を統括する肺《はい》が最前線で体を守っています。次に脾《ひ》と肝が防衛隊として前にいて、心《しん》と腎はその後ろ。特に腎は、一番後ろに控えているイメージ。ですから、私たちの体に何かあれば、まず肺や脾、肝がダメージを受け、鼻やのど、目、胃腸などの不調があらわれます。

腎の弱りが症状に出るのは最後の最後で、体全体の衰えにつながります。元気がなくなり、病気への抵抗力も落ち、何より見た目も老けてしまいます。考える力、覚える力も低下します。腎は弱りが出るより前に、早め早めの対策が大事です。

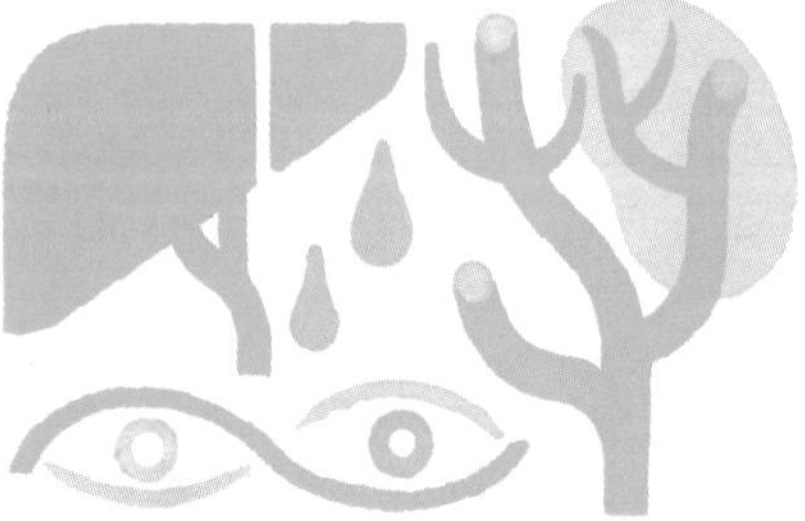

3章
《まいにち》&《緊急》の不調も養生で改善しよう

◎「冷え」「疲れやすい」などの不調の下にある11のアイコン（肝・心・脾・肺・腎・気虚・気滞・血虚・瘀血・陰虚・痰湿）のうち、色がついているものはその不調に関わりの深いタイプです。体質を知る参考にしてください。

肝 心 脾 肺 腎
気虚 血虚 陰虚
気滞 瘀血 痰湿

◎各不調の養生に適した食材は、P262のおすすめ食材一覧表もご覧ください。

《まいにち》の不調には食事と生活改善
《緊急》の不調には即効性のある養生を

顔の各パーツや爪をみることで、その状態や変化から不調のサインを読み解く方法をご紹介した1章に対して、この章では今あなたが自覚している不調のほうに着目します。〝冷え〟や〝頭痛〟など、多くの人を悩ませる不調の根本原因や、弱っている五臓《ごぞう》はどこかを探り、おすすめの養生法をご紹介していきましょう。

前半は《まいにち》の不調として、〝冷え〟〝肩こり〟〝便秘〟〝むくみ〟など、慢性的な場合が多く、西洋医学の病院に行っても根本的な治療法が特にない、「不定《ふてい》愁訴《しゅうそ》」と呼ばれるような症状を取り上げます。後半では《緊急》の不調として、〝胃痛〟〝下痢〟〝のどの痛み〟〝乗り物酔い〟など、突然起こる場合が多く、一刻も早く止めたい症状に対して、即効性のある養生法をご提案しています。

《まいにち》で取り上げる慢性不調は、養生を続けるうちに次第に軽くなり、やがては起こりにくくなるはずです。これまで負担をかけ過ぎてきた体をいたわり、小さな変化を楽しみに養生を続けてみてください。

養生とは、まいにちの生活の中で習慣として続けていくもので、その先に健康があります。飲食物の内容や摂り方、体をどのくらい動かしているか、何時頃に寝て何時間眠ったかなどなど、あなたが日々の暮らしの中で行っていることが、養生にもなれば、悪影響を及ぼすものにもなるのです。

また中医学では、「気血《きけつ》を補うには、薬剤よりも食材を使え」という考えがベースにあり、不調にはまず食べ物を変えることでアプローチします。体に合った食材を選べば、それらは気血水《きけつすい》のもととなって体に作用します。薬より穏やかに働いてくれるのがよい点です。つらい不調が続いているのなら、まずは食事を変えてみましょう。

《緊急》で取り上げる不調は、突発的で、仕事や日常生活にも支障が出るようなものが多いので、その不調に効くという裏付けのある漢方薬や、おすすめ食材の簡単な食べ方もご紹介しています。漢方薬は、症状を緩和するとともに胃腸の負担を軽くするなど、ピンポイントでその症状だけをやわらげるのではなく、全身のバランスを調整して不調が楽になるように調合されています。これこそ中国四千年の知恵。「とにかくつらくて、今すぐどうにかしたい!」という場合には、ぜひその知恵を頼ってください。

《まいにち》

冷え

冷える場所や感じ方は人それぞれ 複合的な原因で発症する場合も

肝　脾　腎
気虚　血虚
気滞　瘀血

よく知られている言葉ですが、「冷えは万病のもと」です。冷えを放っておくと他の不調や病気につながっていくので、日々の食と暮らしの養生で改善していくことが大切です。

大前提として、冷えはまず外側からきます。外から受ける影響の「外邪《がいじゃ》」の中の、「寒邪《かんじゃ》」が体に侵入すると冷えます。真冬に素足を出している人、薄着の人は寒邪に体をさらして

◎暮らしの養生

素肌をさらさない：冬の寒さだけでなく、夏の冷房も寒邪のひとつ。肌をさらさないように布1枚でも羽織っていれば、寒邪の体への侵入を防いでくれる。夏でも素足は避ける、1枚上着を持つなどして布でガードを。効果的に冷えを予防するには、手首、足首、首周りを覆うといい。

◎食の養生

体温より温かいものを食べる：アイスクリームやかき氷だけが冷たいものではありません。体温より冷たい食べ物、飲み物は、すべて〝冷たいもの〟。サラダやヨーグルトはもちろん、お刺身や冷奴などもそう。体を冷やさないために、朝は味噌汁や

いるのと同じなので、冷えるのは当たり前。くるぶしまでの靴下も足首が冷えてしまいます。もうひとつの大前提が食習慣です。冷たいものばかり食べていれば、体の内側から冷えます。美容や健康意識の高い女性ほど、朝からサラダ、ヨーグルト、スムージーなどの冷たいものを食べていて、それが冷えにつながっている自覚がないことが多いのです。この2点をふまえて、冷えの原因はさらに多岐にわたって考えられますが、特に多いのが次の5つの症状。この中のいくつかが組み合わさっているなど、複合的な場合もあります。

●体全体、または足腰がゾクゾク冷える（1）

体全体や足腰がゾクゾクするように冷えるのは、生命力を担う腎《じん》が弱ってきた結果、体を温める力「精《せい》」を貯められず不足している状態です。昼間トイレが近い、夜何度もトイレに起きるなどの症状もありませんか。腎は誰しも加齢で弱っ

スープ、お粥など、温かいものを食べるのがおすすめ。

てくるものですが、若くても体を冷やすような生活や食事をしていると腎が弱ります。

●手足の末端が冷える（❷）

手足の指先だけが冷たい、いわゆる「末端冷え性」は、エネルギー（気《き》）の巡りが悪いサインです。緊張したとき指先が冷たくなる、逆にのぼせて発汗するなどの症状が出る場合がありますが、これらも同じ理由によるもの。ストレスで肝《かん》が弱ると気の巡りが悪くなるので、自分なりのストレス発散法をみつけることも大切です。

●手首から先が冷え、こりや痛みがある（❸）

血《けつ》がスムーズに流れず、血行障害を起こして冷えた状態だと、手首から先が冷えます。肩こりや生理痛などの痛みが強くないか、歯ぐきや舌の色が紫っぽくないかなどをチェックし、当てはまれば「瘀血《おけつ》」の可能性大。食事や運動で血流を

◎食の養生

❶の場合

黒いもの：黒米、黒豆、黒ゴマ、黒きくらげ、海藻類、プルーンなどの黒い食べ物は、腎を補って生命力を強く保つ。

❷の場合

かんきつ類：グレープフルーツ、みかん、きんかん、すだち、シークワーサーなど、香りの強いかんきつ類は肝を補い、気を巡らせてくれる。

❸の場合

黒砂糖：血の滞りやかたまりを解消する働きに加え、胃腸を担う脾を温める働きも持つ。甘みが欲しいときは、白砂糖よりも黒砂糖を選ぶようにしよう。

改善しましょう。

●全身が冷えて倦怠感がある（❹）

気というエネルギーは全身を巡りながら熱を配っています。ですから、気が不足するとどんどん冷えていくことに。その場合は冷えとともに、疲れやだるさがあるのが特徴です。気は脾《ひ》で作られるので、暴飲暴食やストレスなどで脾が弱っている可能性も考えられます。

●全身が冷えて舌の色も白っぽい（❺）

エネルギー（気）と同様に、血も全身を巡りながら熱を配っています。ですから、血の総量が少なければやはり冷えます。冷えていてさらに、舌や顔の色が白っぽい、不眠、不安感がつきまとうなどの症状もあれば、血が不足しています。食材で血を補いながら、血を作る役割を担っている脾を弱らせないように心がけましょう。

---

❹の場合

かぼちゃ：体力や抵抗力を補い、胃腸の働きも正常にするので、胃腸が弱っている場合は特におすすめ。

❺の場合

血を補う食材：にんじん、ほうれん草、黒豆などの〝植物系の血を作る食べ物〟を摂ろう。食欲不振や下痢、軟便などの胃腸トラブルがなければ、レバー、牛肉、卵など動物系のものも適度に食べよう。

《まいにち》

疲れやすい

脾　肺
気虚　血虚　陰虚

気血水の不足を知らせるシグナル
休息＆食事で補給が基本

疲労を感じやすくなる原因は、大きく3つあります。

ひとつはエネルギー（気《き》）の不足（❶）。気は、働き過ぎ、動き過ぎ、睡眠不足、病気や手術、悩みが多い、ストレスが多いなどの理由で不足していきます。

特に働き過ぎの人は、仕事ではなく〝休みからスケジュールする〟ことを意識しましょう。頑張り屋の人は「私が休む

◎暮らしの養生

❶❷❸の場合

しっかり休む、寝る：ここは休むという予定を先に入れて、自分を守ろう。就寝時間をいつもより1時間早くする、スマホを寝室に持ち込まないなど、睡眠時間と質の改善も心がけて。

◎食の養生

❶の場合

いも類：下痢や軟便があって胃腸が弱っている場合は、さつまいも、じゃがいも、里芋などのいも類を。体力や気力不足を補いつつ、胃腸の調子も整える。煮物などにして食べるのがおすすめ。

と周りに迷惑をかける」と気にしますが、そこで頑張り過ぎるとメンタル面のダメージにつながる可能性もあります。

また、血《けつ》や水《すい》が足りない場合も疲れやすくなります。めまいや不眠、爪が割れるなどの症状があるなら血の不足（❷）、のぼせやほてり、肌の乾燥などがあれば水の不足（❸）が起きています。

血も水もともに栄養と潤いを体の各所に運んでいます。偏った食生活などで脾《ひ》を弱らせると、食べたものを栄養や潤いに変えられないため、供給ができなくなります。もしくは、忙しく動いて血や水を消費しているのに、きちんと食事を摂っていないと、生産が追いつきません。どちらの場合も、栄養も潤いも足りなくなるので、疲れやすくなります。

3タイプとも「しっかり休む&食材で補給する」ことが基本ですが、胃腸の調子に合わせて食材を選びましょう。

---

❷の場合

牛肉、鴨肉：胃腸の調子がよいなら、栄養の補給力が高い牛肉、鴨肉を。

❸の場合

卵：栄養価が高く、中医学的にも滋養などのさまざまな力を持ち、血と水を補う。

❷❸の場合

“ちゃんとした食事”を意識する：お菓子ばかり食べたり、ダイエット目的で低カロリーなものしか食べなかったりすると、血や水を作り出せず、疲れやすくなる。まず食べるものを変えてみよう。

《まいにち》

肩こり

実はドロドロ血が元凶
腕や脚を動かして血を巡らせて

肝 心 脾 肺 腎

気虚 血虚 陰虚
気滞 瘀血 痰湿

老若男女問わず悩む人が多い肩こりですが、中医学では大きな原因は、瘀血《おけつ》（ドロドロの汚れた血）による血行不良と考えます（❶）。血《けつ》の流れが滞るために起こる痛みが、肩こりや頭痛、生理痛などの形であらわれるのです。

血流が悪くなる理由はいくつもあります。油っこいものや甘いもの、味の濃いものばかり食べることで、血液がドロド

◎暮らしの養生

こまめに体を動かす：デスクワークの合間、1時間に1回くらいを目安に、肩をグルグル回すことを習慣にする。手を30回グーパーする。屈伸を30回する。乾布摩擦のようなイメージで、服の上からでもいいので手や二の腕を強めにさすする。5階くらいまでなら階段をのぼるなど、どんな方法でも有効。

◎食の養生

❶の場合

お酢：血流改善の力と、体に溜まった老廃物を解消する力の両方を持つ。瘀血が原因の不調におすすめ。煮物の味付けに使ったり、揚げ物にかけたりしてもよい。

口になっていて流れにくい、緊張やストレスが強く、体に力が入って血管を圧迫してしまっている、パソコンやスマホを見続けて目を酷使し血を大量に消費している、体を冷やしているなどの行動は、エネルギー（気《き》）不足（❷）や気の巡りの停滞（❸）、血や水《すい》の不足（❹）も招き、結果すべてが血流を悪くする原因になります。

血を流しやすくする食材を摂るとともにおすすめの対策のひとつは、手足や体を動かすことです。血管はすべてつながっているので、肩だけをもんだりマッサージするのではなく、とにかく体全体を動かして血を巡らせましょう。

もうひとつ、すぐできる対策が深呼吸です。深呼吸はエネルギー（気）の巡りをよくし、血の流れも促してくれるので、気の巡りが悪くなっている人だけでなく、肩こりに悩む人全員におすすめです。

いわし、鮭、さば、ししゃも：食卓にもよくのぼるこれらの魚は、血流を促して血を補う。

❷の場合

大豆食品：大豆は体力、気力を補う働きを持つ。枝豆、豆腐、納豆、味噌などの大豆食品全般がおすすめ。

❸の場合

香草：しそ、三つ葉、バジル、オレガノ、タイムなどの香草は、気を巡らせる働きを持つので、料理に多用しよう。

❹の場合

卵：栄養価が高く、中医学的にも滋養などのさまざまな力を持ち、血と水を補う働きを持つ。

《まいにち》
腰痛

慢性的ならドロドロ血や腎の弱り
姿勢だけでなく食生活も見直しを

腎　気虚　血虚　瘀血

中医学での腰痛は、骨や筋肉などの損傷という整形外科的な見方ではなく、まず現在の体質を考えます。

原因のひとつは、瘀血《おけつ》（ドロドロの汚れた血）による血行不良（❶）。この場合の特徴は、冷えと湿気で痛みが増すことです。冷えると体がギュッと縮こまるので、すでに流れにくくなっている血《けつ》がさらに滞り、エネルギー（気《き》）の巡りも

◎食の養生

❶の場合

麻婆豆腐：辛さで発汗を促しつつ、しょうがやねぎが体を温めるので、体内の湿気と冷えを排出できる。

❷の場合

えび：腎を補うとともに、命の力のもととなる精《せい》も補う。体力と気力も補うので、疲れが溜まっているときに最適。

◎暮らしの養生

❶の場合

発汗を促す：熱々の食べ物を食べてすぐ布団に首まで入る、汗が出てくるまで湯船につかるなど、温めて発汗するのがおすすめ。カイロを貼る、

悪くなります。湿気も流れを邪魔するので、やはり血と気の巡りを悪くし、痛みは悪化。冷たい雨が降った日、汗をかいた後に風にあたって冷えたときなどに痛むのはこのタイプです。偏食やストレス、冷えなどを避け、瘀血を作らない、増やさないよう心がけましょう。

もうひとつの原因は、腎《じん》の弱りです（❷）。中医学では「腰は腎の器」と呼ばれる箇所で、腎が弱ると腰痛になる可能性が高いのです。腎は成長や生命力を担っているので、加齢によって誰でも徐々に弱ります。また、慢性的な運動不足、体を使い過ぎて消耗している、過剰な性生活などの理由でも弱ります。❶と❷の場合は慢性的に痛みます。

そして3つめが、過労などで筋肉や筋《すじ》、血管を傷つけたことによる急性のもの（❸）。ぎっくり腰などの急性の痛みの場合は、専門家に診てもらいましょう。

腹巻きをするなどで冷やさない工夫も。可能な場合は、ウォーキングなどの軽い運動で発汗するのもよい。

❷の場合

疲れたときは休む：腰痛がひどく、かつ疲れているときは、外出も性生活も控えて寝よう。特に体が弱い自覚があるなら、疲れを感じる前に休息をとることを心がけよう。

❸の場合

熱を持っていれば冷やす：痛い部位を触ってみて、痛くない部位よりも熱く感じる場合は、炎症が起きているので冷やそう。発症から2～3日経って炎症がおさまってきたら、温めて血流を促して。

《まいにち》

関節痛

ひじは物理的理由、下半身は加齢から

腎 気虚 血虚 瘀血

関節痛は、痛む箇所によって理由を分けて考えます。ひじの痛みは、怪我やスポーツで使い過ぎたなどの物理的な理由が大半。原因がわからない、痛みが長期間続くといった場合は、専門家に診てもらいましょう。ひざ、股関節など下半身の関節の痛みは、加齢による腎《じん》の弱りの可能性が。どちらの場合も腰痛（P202）と同様に冷えと湿気で痛みが悪化することが多いので、少し発汗するなどで対応しましょう。

◎食の養生

ナッツ：カシューナッツ、栗、くるみ、松の実などのナッツは、腎と腎から生まれる精《せい》を補ってくれる。

◎暮らしの養生

汗をかく：雨の日、湿度の高いときに悪化する痛みの場合は、少し熱めのお風呂に短時間つかる、中華料理の中でも辛い香辛料を使うもの、韓国料理やタイ料理などを食べて発汗するといい。

《まいにち》

四十肩・五十肩

腎

瘀血

生活習慣によるドロドロ血の疑い

肩関節が痛くて腕が上がらない状態は、西洋医学では筋肉の問題が主とされますが、中医学では何かがつまっている、特に血流障害が起きて痛みが生じていると考えます。つまる理由は主に瘀血《おけつ》。特に、ピンポイントで「ここが痛い」とはっきりわかる場合は、瘀血の可能性大なのです。体を冷やし過ぎる、常に睡眠不足、運動不足、油っこいものばかり食べるなどの行動は、瘀血を悪化させるので要注意です。

◎食の養生

玉ねぎ：血行を促す働きとともに、体を温める働きもある。

お酢：血流改善の力と、食べ過ぎで溜まった老廃物を排出する力の両方を持つ。

◎暮らしの養生

血流を促す：お風呂に入って温めることで血行を促進しよう。椅子に座り、背骨は動かさないように意識しながら、肩甲骨を5〜10回上下させる運動もおすすめ。同じ姿勢のまま長時間過ごすと血の巡りが悪くなるので、こまめに体を動かそう。

《まいにち》

便秘

肝 脾 肺
気虚 血虚 陰虚
気滞

1日1回以上、バナナ状の便が理想
それ以外は症状に合わせた対策を

便秘は、何らかの理由で胃腸が正常に機能していない場合に起こる症状です。女性に多い悩みですが、加齢とともに男性にも便秘の悩みは増えていきます。

健康的な排便とは、1日に1〜3回、ゆる過ぎず硬過ぎないバナナ状で明るい茶色の便が出ることです。朝ご飯を食べる前に排便があり、お腹がすっきりした状態で朝食を摂るの

◎食の養生

❶❷❸の場合

山盛り野菜を1週間続ける：すぐに市販薬や漢方薬に頼るのではなく、まず1週間、山盛りの加熱した葉物野菜を食べてみよう。葉物野菜は全般的に潤いを補う働きや、体の中の余分な熱を冷ます働きがあり、さまざまなタイプの便秘の改善に役立つ。生で食べると体を冷やしてしまうので、加熱して食べることが大事。

◎暮らしの養生

❶❷❸の場合

体を動かす：1日中デスクに座って仕事をしているような人は、まず動こう。現代人は、「仕事を休まな過ぎ、体を動かさな過ぎ」です。体を動か

が理想的ですが、他の時間でも状態のよい便が出ているなら大丈夫です。便が理想的な形状でその都度残便感がないなら、1日に3回出てもおかしくありません。

便秘が続くと、硬くコロコロした形状で暗い茶色の便になります。排便したときに水に沈むのは、便の状態が悪いというサイン。食物繊維がしっかり摂れていて、スムーズに排出された理想の便は、フカフカしていて水に浮きます。

便秘が〝いつもの状態〟で慣れてしまっている人もいますが、38℃くらいの体の中に生ごみを置いているようなものですから、やはり健康とはいえません。消化器官の胃と腸の正しい関係は、胃がいっぱいのときは腸がからっぽ、腸がいっぱいのとき胃はからっぽです。便秘が続くとこのバランスが崩れ、両方がいっぱいになってしまいます。たとえお腹の痛みなどがなくても、数日出ないのは不健康な状態です。

していなければ、胃腸も動きません。激しい運動でなくていいので、ストレッチ、ヨガ、ウォーキング、仕事の合間に屈伸、エレベーターではなく階段を使うなど、どんなことでもいいので体を動かしてみよう。

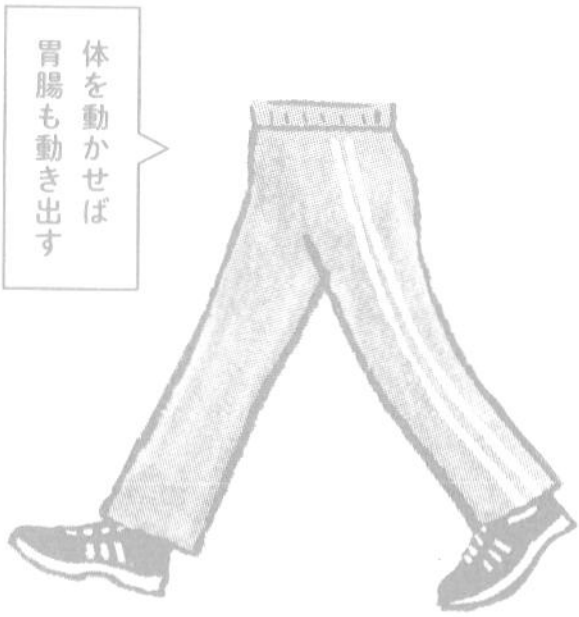

便秘の症状はさまざまですが、多いのは次の3つです。

●乾燥して硬い便が出る（❶）

暗い色で水に沈んだり、コロコロした形状の硬い便が出る場合は、普段の食べ物に原因があると考えられます。

辛いもの、油っこいもの、甘いもの、お酒などを摂り過ぎていませんか。これらを摂り過ぎると胃に熱が溜まります。その熱が潤いを消耗するので、腸の中の潤いが足りなくなって便はカチカチに。口の中が渇く、口臭がある、尿の色が濃いなどの症状を伴うこともあります。この場合は、熱のもとになる食材を避け、潤いを補給しましょう。

また、暴飲暴食で胃腸が弱ると、食べたものを血《けつ》や水《すい》に変える力がなくなります。血と水が足りないと体内の潤いが少なくなるので、硬くコロコロした便に。舌の色が薄い、髪や肌が乾燥している、月経血の量が少ない、抜け毛や白髪が多

◎食の養生

❶の場合

白いもの：豆腐、牛乳、ヨーグルト、白菜など白い食べ物には、体内を潤す働きがある。どれもできるだけ冷やし過ぎない状態で食べよう。

卵：栄養価が高く、中医学的にも滋養などのさまざまな力を持ち、血と水を補う働きを持つ。

牡蠣：血と水を補い、さらに精神が不安定な状態や、不眠などの症状もやわらげる。

❸の場合

さつまいも粥：さつまいもとお米の組み合わせは、エネルギーを補いながら、胃腸を整えてくれる。やわら

いなどに当てはまるなら、食事の見直しが必要です。

●お腹が張って出にくい（❷）

強いストレスや心配事がある、悲しいことがあったなどの理由でエネルギー（気《き》）が巡らないと、胃腸の動きが悪くなりお腹が張るタイプの便秘になります。ゲップが出る、おならが多い、イライラする、下痢と便秘を繰り返すなどの症状を伴うなら、まずはリラックスする時間をつくりましょう。

●排便後にぐったりする（❸）

エネルギー（気）が不足して内臓がだるんとたるみ、押し出す力がない状態です。病気や産後、お年寄りもなりやすいタイプの便秘です。冷えやすい、冷たいものをよく飲む、汗をかきやすい、汗がなかなかひかない、動悸《どうき》・めまいを感じることがあるなども思い当たりませんか。気を補給するために、冷やさないこと、よく休むことを心がけましょう。

かいものも、よく噛んで食べよう。

冷たいものを避ける：水も含め、体温より冷たいものを飲んだり、生野菜サラダなどを大量に食べたりしないように。

◎**暮らしの養生**

❷**の場合**

リラックスする：ストレス対策が大事なので、香りのよいものを嗅ぐ、楽しいと思えることをする、ボーッとする時間をつくる、たっぷり寝るなど、心身をリラックスさせるための時間を確保しよう。

《まいにち》

生理不順

肝　腎
気虚　血虚　陰虚
気滞　瘀血

必要なエネルギーや血が不足
食と生活の両面から養生が必要

生理不順は原因が多岐にわたり、複雑に絡み合っていることが多いのですが、まず中医学で正常と考える生理周期は、28〜30日にプラスマイナス5日です。それが定期的にくるのが正常で、「先月は23日できたけれど今月は35日できた」というのはよくない状態。また、多少のだるさや違和感はあっても痛みはなく、だいたい同じ量の経血が出るのが本来の健

◎食の養生

❶の場合

かんきつ類：グレープフルーツ、すだち、シークワーサーなどのすっきりした香りは、気の滞りを流して解消する働きを持つ。

❷の場合

なつめ：血を補い、貧血によるふらつきやめまいなどをやわらげる。胃腸の働きも正常に導く。1日に3粒食べると老い知らずといわれるアンチエイジング食材。しっかりとした甘さがあるので、おやつ代わりにも。

レバー（牛・鶏・豚）：どれも血の不足を補い、肌や髪を若々しく保つこともサポートしてくれる。

康的な生理です。正常な周期で月経がこず、期間が長い、短い、こない月があるなどバラつきがあれば生理不順です。

考えられる主な原因のひとつは、**エネルギー（気《き》）の巡りが悪くなり滞っているから、スムーズに出せないということです（❶）**。強いストレスがかかると気の巡りが悪くなり、その影響は生理がこないという形であらわれます。

次に、**血《けつ》の量が足りないため、そもそも生理を起こす力がない場合（❷）**。血は体の各所に栄養を運んでいるので、足りなければ各所が正常に働かず、生理も起こせません。

また、成長や生殖能力は腎《じん》が担っているので、**腎が弱れば生理に影響が出てきます（❸）**。加齢とともに腎が弱るのは当然ですが、疲れや極端なダイエット、偏った食生活などで若くても腎が弱る場合もあります。生理周期が乱れがちなら、食べ物や生活習慣を見直して、養生しましょう。

---

❸の場合

黒いもの：黒米、黒豆、黒ごま、黒きくらげ、海藻類、プルーンなどの黒い食べ物は、生命力を強くして血も補う。

◎暮らしの養生

❶の場合

ハーブの香りを楽しむ：リラックス効果のあるラベンダー、ローズマリーなどの香りは気を巡らせてくれる。アロマオイルなどで生活に取り入れてみよう。

《まいにち》 PMS

基本は気血水の不足や停滞
体質的な弱りで症状が悪化

肝 脾 腎
気虚 血虚 陰虚
気滞

PMSと呼ばれる月経前症候群は、生理が近くなると胸が張る、下腹部が痛むなどの身体面の症状、イライラや落ち込みといったメンタル面の症状など、人によってさまざまです。西洋医学では原因が解明されていませんが、中医学ではPMSも、基本的には気血水《きけつすい》の何かが不足しているか、それらの流れが停滞することによって起こると考えます。

◎食の養生

❶の場合
ピーマン：エネルギー（気）の巡りをよくし、肝の状態も正常に整える働きがある。
ハーブ：ジャスミン、カモミールなどの落ち着く香りで、気を巡らせよう。ハーブティーなら手軽に取り入れられる。

❷の場合
長芋：体力や気力を補い胃腸も整えてくれるので、胃腸が弱っているときのエネルギー補給に最適。加熱して温かい状態で食べよう。

❸の場合
豚肉：弱った腎を補って、体内の乾

主な原因を挙げると、ひとつは**肝《かん》が弱ったことによるエネルギー（気《き》）の巡りの停滞**（❶）。この場合、血《けつ》も不足しています。イライラして怒りっぽくなる、落ち込む、胸が張って痛い、めまいがするなどの症状が出ます。気分が安定しないのでやる気も起きず、眠気が強くなる場合もあります。

また**エネルギー（気）の不足も考えられます**（❷）。この場合は胃腸のバランスが崩れるので、下痢や胃もたれ、食欲不振などが起こります。甘いものが欲しくなることも。

もうひとつは、**腎《じん》の弱りと潤い不足**（❸）。潤いが足りないために、ほてりやのぼせが出る、肌が乾燥する、冷たいものを欲する、ニキビができる、だるいなどの症状が出ます。

PMSとして**顕著にあらわれるのは、普段は見過ごしている体質的な弱りです**。日頃から疲れやストレスを溜めがちな人は、そのサインを生活習慣改善のヒントにしましょう。

燥症状を改善する働きもある。余分な油を落とせるしゃぶしゃぶなどがおすすめ。

◎暮らしの養生

❶❷❸の場合

体を冷やさない：冷たいものばかり摂っていると胃腸が弱り、さらに症状が悪化する。冷たいものは食べない、薄着を避けるなど、体の内外を冷やさないよう心がけよう。

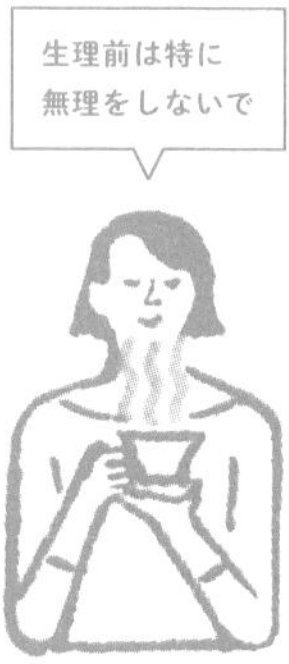

《まいにち》

むくみ

肝　心　脾　肺　腎
気虚　血虚　陰虚
気滞　瘀血　痰湿

水分過多以外にも原因あり！五臓の弱りに合わせた対処を

〝むくみ＝余分な水分〟ですが、単純に水分を控えればむくみが解消するわけではなく、原因に合わせた対策が必要です。

ひとつめの原因は、味の濃いもの、お酒や冷たいものの摂り過ぎです。これらは消化吸収を司る脾《ひ》を弱らせます。その結果、ドロドロの余分なもの「痰湿《たんしつ》」が体内に溜まるのでむくみます（❶）。また、インスタント食品ばかり食べるなど

◎食の養生

❶の場合
はとむぎ茶：「飲む化粧品」とも呼ばれる高い栄養価と利尿作用を持つ。脾の調子を整える働きもあるのでむくみに最適。

❷の場合
日本の果物：柿、梨、びわ、りんご、みかんなど、日本で穫れるおなじみの果物には、肺を潤す働きがある。

❸の場合
カリフラワー、ブロッコリー：カリフラワーやブロッコリーには、腎を補う働きがある。さらに、脾の働きも正常にしてくれる。加熱してよく噛んで食べよう。

の偏食を続けると栄養不足になり、やはり脾の働きが低下。すると、脾で作り出されるエネルギー（気《き》）が減ってしまいます。気は体内の水分を動かす働きをしているので、足りなくなると水分の動きが滞りむくむのです。

ふたつめは、部屋やオフィスの乾燥が激しい、最近悲しい出来事があったなどです。実は、こうした状況が肺《はい》を弱らせてむくむことがあります（❷）。肺は体内の水《すい》や栄養分を動かす働きをしているので、肺が弱ることでも水分の停滞が起こり、その結果むくむのです。

もうひとつは、運動習慣がなくて足腰を使っていない、いつもヘトヘトに疲れているなどです。この場合、体内の水分を調節している腎《じん》を弱らせるため、むくみます（❸）。ここに❶が加わると、より腎を弱らせるので注意が必要です。生活習慣を見直して、五臓《ごぞう》の弱りをいたわりましょう。

◎暮らしの養生

❶の場合

発汗を促す：運動で体を動かす、入浴で軽い発汗を促すなどして、体の水分をしぼろう。

❷の場合

肺をいたわる：乾燥は肺を弱らせるので、濡らしたタオルを干すなどで部屋の乾燥予防を。また、肺は「悲しみ」という感情とつながりがあり、あまりに悲しみが強いと肺が弱る。悲しいことがあっても、自分なりの気を紛らわせる方法を探してみて。

❸の場合

腎をいたわる：運動不足、冷え、過剰な性生活、疲れ過ぎなど、腎が弱ることを避けよう。

《まいにち》

肥満

肝 心 **脾** 肺 腎
気虚 血虚 陰虚
気滞 瘀血 **痰湿**

「太る」と「やせる」は同じ原因⁉
胃腸をいたわることが最善の対策

太るということは、摂取量が消費量を上回っているということなので、食べ物を見直す必要があるといえます。親子は体型が似ている場合が多いですが、太っている方の家庭の食生活を尋ねると、やはり太りやすい食事をしています。まず自分が何をどのくらい食べているのか、記録してみましょう。

中医学的な見方では、「太る」と「やせる（太れない）」の

◎食の養生

〝旅館の朝ご飯〟を目指す：朝昼晩のいずれか、できるなら3食とも〝旅館の朝ご飯〟のようなメニューにしてみよう。誰でも自然に余分な体重が落ちていくはず。

油・甘・辛を避ける：胃腸の負担を解消し正常に働かせるために、油っこいもの、甘いもの、辛いもの、お酒などをいったんやめよう。ご飯をお粥に変えるのもおすすめ。しばらく続けると胃腸の調子がよくなって、異常な食欲がわくこともなくなる。

原因は同じ。どちらも胃腸を弱らせているからです。胃腸が弱っているために、太りやすい人は食べたものを分別して排出する力が弱く、いらないものを出せずに溜め込むから太る。逆に太れない人は、食べたものを吸収して自分のエネルギーにする力がないのです。まれに、「食べていないのに太る」というケースもあります。原因は、エネルギー（気《き》）が不足して引き締める力が弱くなるためで、全体にぽっちゃりしてきます。この場合も、胃腸が弱ってエネルギー（気）が不足していることが多いので、結局は胃腸を弱らせないことが太らないための最善の対策になるのです。

　体重やBMIなどの数値を考えるのではなく、胃腸の負担を減らすことを意識しましょう。そのうえで、快眠、快便、ご飯をおいしく食べられて、精神的に安定した状態を目指すと、あなたにとっての適正体重になっていくはずです。

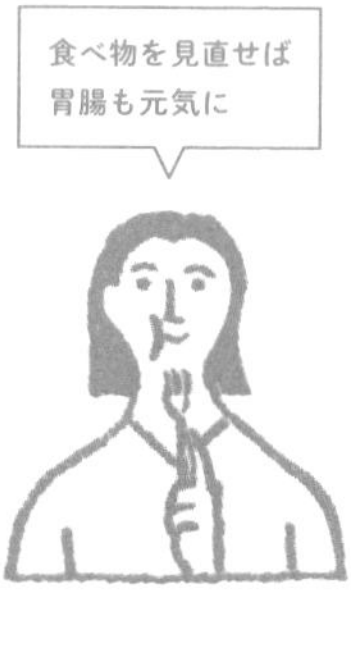

《まいにち》

食欲が異常にある

肝　脾　陰虚　気滞　痰湿

胃腸が熱で弱っているサイン

食事をしてもすぐに何か食べたくなるのは、〝胃腸が元気〟ではなく、〝胃に熱がこもり弱った状態〟です。熱は亢進《こうしん》作用（昂《たか》ぶって止まらない状態）を生むため、食べても食べても満たされない状態に。胃に熱がこもる原因となるのは、暴飲暴食や精神的なストレスです。日頃から食べ過ぎていると満腹感を得にくくなる、ストレスがかかるとつい過食してしまう、これらはどちらも胃の熱が起こす悪循環です。

◎食の養生

カモミール：ストレスで巡りが悪くなっているエネルギー（気）を巡らせ、さらに体内の熱を冷ます働きも持つ。ハーブティーで飲むのが簡単でおすすめ。

海藻類：昆布、わかめ、海藻、あおさ、もずくなどの海藻類は、熱をとる働きが強い。

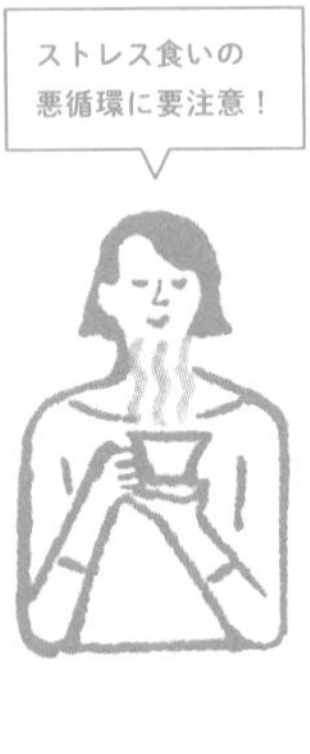

《まいにち》

食欲がない

肝　脾　腎
気虚
気滞　痰湿

エネルギー不足の典型的な状態

食欲がないのは、〝食べる力がない〟という典型的なエネルギー（気《き》）不足の症状で、胃腸が弱っているサインです。働き過ぎ、睡眠不足、病み上がりなどで体が消耗している。日々よくないものばかり食べていて、必要な栄養が摂れていない。どちらの場合もエネルギー不足になります。「今日は、なぜかお腹がすかない」という日は食べなくてもＯＫですが、常に食欲がないというのは問題です。

◎食の養生

いも類：さつまいも、じゃがいも、山芋などのいも類は、体力や気力不足を補いつつ胃腸の調子も整える。

なつめ：気を補うほか、胃腸の働きを担う脾《ひ》とつながりの深い食べ物なので、弱っている胃腸の働きを正常にする。血《けつ》を補う働きも。

◎暮らしの養生

ちゃんと休む：体が消耗しているときは、付き合いの会食などは見送って夜は早く寝る、家で過ごす休日をつくるなど、休みをきちんととろう。

（Ｐ１０９のコラムも参考に）

《まいにち》

不眠

肝 心 脾 肺 腎
気虚 血虚 陰虚
気滞

原因は体かメンタルか食材や香りの効果で安眠へ

不眠は多くの人が抱える悩みです。中医学では不眠の原因はまず、身体的なものとメンタル的なものの2パターンがあるとされ、その中でさらに分けて考ええます。

身体的な理由のひとつは体の中に熱があること（❶）。熱は興奮作用を持つので、熱を溜めていると神経が昂《たか》ぶって眠れなくなります。濃いお茶やコーヒー、お酒はもちろん、偏

◎食の養生

❶の場合
熱のもとを避ける：甘いものやお酒など、熱を生み胃腸に負担をかけるものは控えよう。
キウイフルーツ：水《すい》を作り出して体内を潤し、胃腸の調子も整える。

❷の場合
じゃがいも：体力、気力を補い、胃腸の働きも正常に。過労気味の人にはおすすめ。

❸の場合
かんきつ類：イライラや怒りが強い場合は、気《き》の滞りを流して解消するかんきつ類を食べよう。

った食事や暴飲暴食も熱のもとになるので注意が必要です。もうひとつは、働き過ぎか休み過ぎ（❷）。ずっと働いていても、逆にずっと休んでいても眠れなくなります。病気や出産の後などもこの状態。どちらの場合も胃腸が弱り消化吸収ができず食欲も落ちるので、胃腸をいたわりましょう。

メンタル的な理由のひとつは、過度に喜怒哀楽の感情があるか、逆に感情を失っていることです（❸）。例えば、急に驚いたり、すごく怖い思いをしたり、イライラし過ぎ、笑い過ぎ、悲しみ過ぎなどは感情が過度な状態。その逆は、精神疾患などで感情が極端に乏しくなった状態です。もうひとつは思い当たる人が多いと思いますが、考え過ぎている場合（❹）。何かについて考え込んでいると眠れなくなります。

「不眠にはこれひとつ！」というような薬や食材はありませんが、それぞれの理由に合わせて対処しましょう。

◎暮らしの養生

❷の場合

軽い運動をする：病み上がりの人は、ストレッチやウォーキングなどで体を少し動かそう。その場で足踏みなどでもよい。

❸の場合

気分が落ち着く香りを嗅ぐ：ラベンダー、ゼラニウムなどの香りは、気の巡りを促し、心《しん》のバランスを取り戻すことを助ける。

❹の場合

ノートに書き出す：いろいろ考えてしまって眠れないときは、ノートに気になることを全部書き出そう。手で書いて、目にみえる形で外に出すことが大事。

《まいにち》

だるさ

脾
気虚
痰湿

「重さ」があるなら水分過多
やる気が出ないなら休息を

だるさを感じるときは、体が重いと感じるか、倦怠感《けんたいかん》が強いかのふたつの指針で判断します。

重さを感じる場合は、体の中に水とヘドロが一緒になったようなドロドロしたもの、「痰湿《たんしつ》」が溜まっているから（❶）。テレビCMで「体がだる重〜」というセリフがありますが、「重さ」を感じているかどうかが判断基準です。「重さ」は物質

◎食の養生

❶の場合

海藻類：わかめ、昆布、海苔、もずく、あおさなどの海藻類は、痰を排出する働きに優れている。生のままではなく、味噌汁などに入れて加熱して食べよう。

水分を控える：ひっきりなしに水分を摂るのではなく、「のどが渇いたら、ひと口飲む」を習慣に。食事中はお茶やお水は飲まないで。

❷の場合

長芋：滋養強壮や疲労回復に役立ち、胃腸の働きも正常にしていく頼れる食材。加熱して食べよう。

として実際に体の中に存在するものです。

水分や冷たいものを摂り過ぎていると、体はスポンジが水を吸ったような状態になります。すると、体が重い、頭が重い、眠いといった症状が出るのです。体の中にすでに湿気が多くなっているので、雨の日はより強くだるさを感じると思います。まずは、摂り過ぎている冷たいものや水分を控えてみましょう。

倦怠感が強い場合は、エネルギー（気《き》）不足です（❷）。やる気が出ない、疲れやすい、天候に関係なく動こうと思ってもソファから全然起き上がれない、などの症状が強ければこちらのタイプ。あまりに忙しくて体が消耗していたり、食事のバランスが悪かったりして、エネルギー切れになっているのかもしれません。つらいときは無理せず休み、エネルギーを補給する食材を食べてみましょう。

◎暮らしの養生

❶の場合
発汗を促す：運動で体を動かしたり、入浴などで軽い発汗を促すことで、ちょっと体の水分をしぼろう。ただし、サウナや岩盤浴は、疲労と倦怠感が強くなる可能性があるので、体力が落ちている場合は要注意。

❷の場合
休息をとる：まずは体とこころを休めることが必要。眠るだけでなく、仕事から離れてパソコンやスマホをみない時間をつくって。

《まいにち》
気分が落ち込む／イライラする

肝 心 脾
気虚 陰虚
気滞

疲れたか、熱が溜まっているか
気の巡りが滞っているのかも

「気分が落ち込む」と「イライラする」は、それぞれ別の症状の場合もあれば、「落ち込んだりイライラしたり」と両方を繰り返す場合もあり、それぞれに理由があります。

「気分が落ち込む」のは、主にエネルギー（気《き》）不足だからです（❶）。仕事や家事で目いっぱい動いていて疲弊したのかもしれません。体の疲れから胃腸を動かす力もなくなって

◎食の養生

❶の場合

お米：白米、玄米などの米類は、気力不足を補う基本の食材。大量に食べなくてもよいので、よく噛んで甘みを味わおう。

❷の場合

アスパラガス：体の中の乾燥症状を改善し、水分を生み出して体内を潤す働きと、解熱の働きの両方を持つ。イライラが続く人に最適。

熱のもとを避ける：油っこいもの、甘いもの、辛いもの、お酒など、熱を生み胃腸に負担をかけるものはいったんやめよう。食べたり飲んだりでストレスを発散しようとするのは逆効果。

食欲が落ちると、そのままでは食べ物から気血水《きけっすい》を作り出せなくなります。特に血《けつ》が不足すると、五臓《ごぞう》の心《しん》にある〝精神（心神《しんしん》）〟を養えません。心が弱って気分が落ち込み、無気力になってしまう。これは休息が必要な状態です。

「イライラする」のが続く場合は、熱が溜まっていると考えます（②）。熱は上に向かう性質があります。怒りやストレスが強くかかり、溜まっていた熱が上昇気流を生み出すと、体の上部で〝風〟が起こります。すると肝《かん》や心に影響が出て、めまい、ふらつき、目が血走る、頭痛などの症状があらわれます。この場合は、熱をとり、熱のもとを避けましょう。

「イライラするし落ち込むし」と両方を繰り返すような場合は、気の巡りが停滞しています（③）。流れがつまっているので何事もスムーズに流れず、気分も上がったり下がったり不安定に。ゲップが多くなるのも症状のひとつです。

---

③の場合

そば：気を巡らせる香りの強い食べ物は、大量に摂るのが難しい香草などが多いけれど、そばは主食として食べられるので大きな助けになる。薬味にねぎを添えるとなおよい。

ピーマン：気の巡りをよくし、肝の状態も正常に整える。

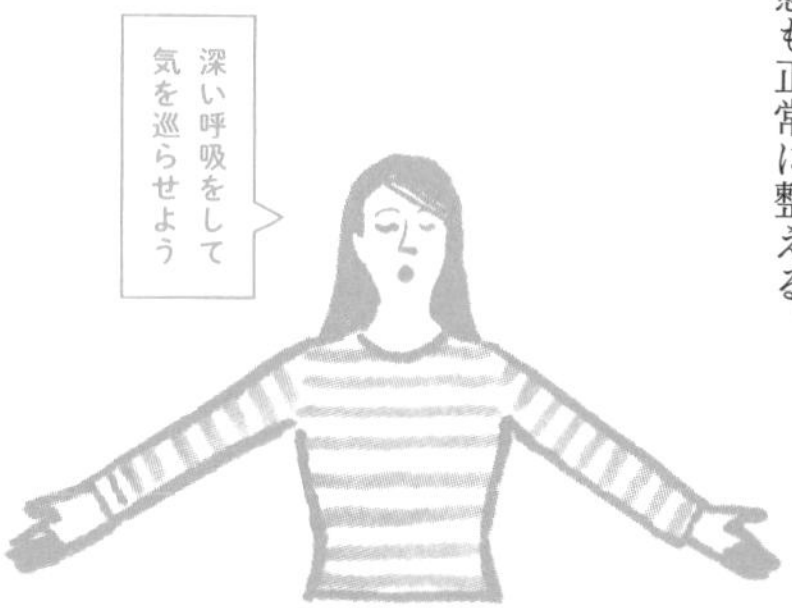

《まいにち》

めまい

体内にドロドロの不要物あり!?
食事で予防&改善を

肝 心 脾 肺 腎
気虚 血虚 陰虚
気滞 瘀血 痰湿

動いていないのに、自分の周囲がグルグルと回るような感覚が起こるめまい。耳や脳の機能異常、ストレスによる自律神経の乱れ、ウイルス感染などで起こる場合があり、西洋医学では耳の中の平衡感覚を司っている部分の水はけが悪くなることが原因のひとつとされています。

中医学でも「痰湿《たんしつ》」によるめまいがそれに当たります。痰

◎食の養生

❶の場合

油・甘・辛は避ける：ドロドロした不要物をこれ以上増やさないために、油っこいもの、甘いもの、辛いものなどは摂らないこと。油脂や砂糖がたっぷりの菓子パンを食事代わりにするような生活は、今すぐやめよう。

海藻類：わかめ、昆布、海苔、もずく、あおさなどの海藻類は、痰を出す働きに優れている。生のままではなく、味噌汁などに入れて加熱して食べよう。

❷の場合

かぼちゃ：体力や抵抗力を補い、胃腸の働きも正常にするので、胃腸が弱っている場合は特におすすめ。

湿とは、水分代謝が悪くなり、胃腸で不要なドロドロした痰《たん》のようなものが生まれて、排出できずに溜まった状態。それが原因で頭が重たくなり、めまいが起きるのです（❶）。舌に黄色もしくは白い苔がべったりついている人は痰湿のサインなので、めまいが起きやすいと思ってください。不要なものを体に溜めるような食習慣を改めましょう。

　また、ここにエネルギー（気《き》）不足が加わると、胃腸の弱りも併発し、よい気血水《きけつすい》が作れなくなります。すると、脳に栄養がきちんと届かず、フワフワした感覚のめまいが起きる場合も（❷）。舌に苔がまったくない、舌が小さくなっている、気力がわかないなどの場合は、気血水の栄養不足が疑われます。早く寝て体を休め、気の補給を心がけましょう。

　めまいを一発で治すというような漢方薬はなく、日々の食事でならないように予防することが大事です。

魚全般：いわし、かつお、鮭、さば、さわら、ぶり、まぐろ、にしんなど、一般的な和食でよく使われる魚は、気を補い体力をつけるのに役立つ。

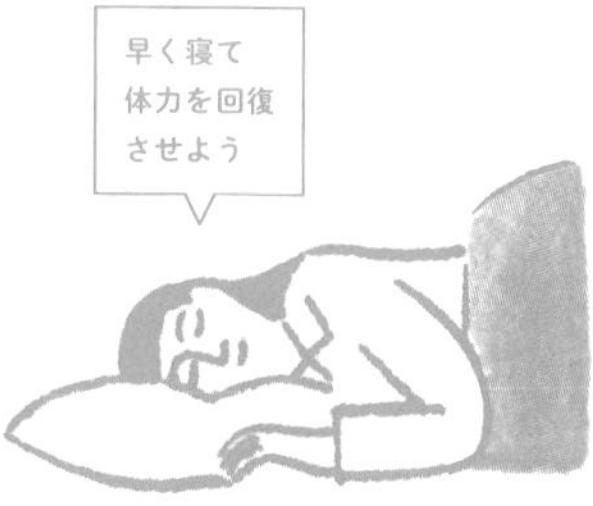

《まいにち》

花粉症

脾　肺　腎
気虚　陰虚
痰湿

バリアの弱りが根本原因
前シーズンからの養生がカギ

中医学では花粉症の根本原因は、体をバリアのように覆い守っている「衛気《えき》」が弱り、不足しているからと考えます。防衛力が低いから花粉、ホコリなどのアレルゲンが体内に侵入し、それに体が反応することでさまざまな症状を引き起こしてしまうのです。ですから、花粉症の症状が出る春より前、冬のうちに防衛力を高める対策を始めましょう。衛気を

◎食の養生

❶❷の場合

油・甘・辛は避ける：胃腸の負担を減らして衛気を生むために、冬の時期から、油っこいもの、甘いもの、辛いもの、お酒を控えよう。

いも類：じゃがいも、さつまいも、山芋などは、エネルギー（気）や体力を補う。胃腸にも負担をかけず、正常に働くよう整えてくれる。

❶の場合

ごぼう：熱をとる働き、胃腸を整える働き、さらに炎症を抑える力もあるのでおすすめ。

白いもの：豆腐、白菜、白きくらげなどは、潤いを補ってくれる。

強くして十分な量を作るためには、胃腸が元気でエネルギー（気《き》）を作れる状態であることが第一条件。ジャンクフードや刺激の強いもの、油の多いものの摂り過ぎに気をつけ、野菜や海藻類を食べましょう。さっぱり味で野菜中心の食事にするほうが、症状は軽減しやすいです。

症状の出方は、その人の体の状態や素因によってさまざま。潤いが足りない人（❶）は、のぼせて目がかゆい、のどがイガイガする、黄色い鼻水が出るなどの症状が起こります。熱を冷ます食材を摂りましょう。目のかゆみが強いときには菊の花のお茶がおすすめです。

余分なドロドロしたもの「痰湿《たんしつ》」が溜まっている人（❷）は、体が重だるくなり鼻水がダラダラと出る、くしゃみが連発するなどの症状が。冷えていることも原因のひとつなので、まいにち入浴するなどで体を冷やさないようにしましょう。

❷の場合

玉ねぎ：痰の排出を助け、血のかたまりや滞りも改善。体を温め、寒さを散らす働きも持つ。生ではなく加熱して食べよう。

◎暮らしの養生

乾布摩擦：五臓《ごぞう》の肺《はい》が、全身に衛気を巡らせている。肺は皮膚との関係も深いので、乾布摩擦で刺激して、肺を活性化しよう。素肌ではなく、服の上からこするのでもいい。

早く寝る：しっかり休むことがエネルギー（気）を補い、衛気を養うことにつながる。23時には就寝できるように生活リズムを整えてみよう。

（P147、160のコラムも参考に）

《まいにち》

エイジング

健やかに年齢を重ねるために
スローエイジングの鍵は腎と血流

腎 陰虚 瘀血

中医学では、老化に抗うというよりも、体の衰えを少しでも防ぎながら質のよい年のとりかたをしようと考えます。

そのたの二大対策は、腎《じん》を元気にすることと、血流を正常に保つこと。腎も血管も、どんな人であれ加齢とともに弱っていくので、早めに対策を開始しましょう。

腎は生命力や成長を担っているので、腎が弱ると足腰が弱

◎食の養生

❶の場合

黒米：血行を促して血のかたまりを解消する、腎の働きを高める、目の疲れにも効くなど、老化対策としても最高の食材。

❷❸の場合

黒きくらげ：腎を補う働き、血を補って血行をよくする働きなども備えた老化対策に最適の食材。クセがないので、炒め物やスープなどさまざまな料理に使ってみよう。

❷の場合

ねぎ：全身を温める働き、外から入る寒さを散らす働きなどで体を冷えから守る。

り、骨が弱る、耳が遠くなるなどの症状が出てきます。腎を元気にする食べ物は、すべての人におすすめです。

血《けつ》は体の各所の細胞に栄養と潤いを運んでいます。ですから、細胞を若々しく元気に保つためには、血が滞ることなくきちんと全身を巡っていることが重要。血流が悪くなると冷えや痛みが強まる、シミ・そばかすが増えるなどの症状があらわれます（❶）。

また、腎の弱りには2パターンあります。足腰が冷たくなったり、トイレが近いなどの症状がある場合（❷）には、冷え対策が有効です。ほてりやのぼせが気になる場合（❸）は潤い不足なので、潤いを補っていきましょう。

歴史に名を残す美女「楊貴妃《ようきひ》」がライチやつばめの巣を好んで食べていたという話がありますが、どちらも中医学の理論にのっとっていて、効果が期待できる食べ物です。

❸の場合

白きくらげ：体に潤いを与える働きに優れている。昔から不老長寿のための食材として知られるほど、老化対策に効果的。

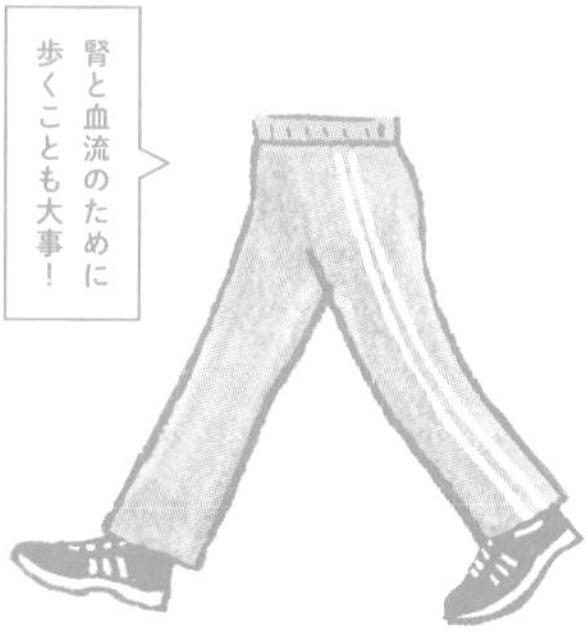

《まいにち》

更年期障害

腎を元気に整えることが基本
気の持ちようも大きく関係

肝	心	脾	肺	腎
気虚	血虚	陰虚		
気滞	瘀血	痰湿		

更年期とは病名ではなく、〝思春期〟と同じようにある一定期間をあらわす言葉。40代くらいから男女問わず起こるさまざまな不調、不定愁訴《ふていしゅうそ》の症状の出る期間を指します。

西洋医学的にいえば、女性ホルモンや男性ホルモンの分泌量が大きく減少する影響で不調が起こるのですが、それを中医学的にいうと、生命力や生殖能力を担っている腎《じん》が弱って

◎食の養生

❶❷❸❹の場合

プルーン：腎を補う力と、血行を促して血《けつ》の滞りやかたまりを解消する力を兼ね備えた更年期の強い味方。目の疲れにも効果が期待できる。

羊肉：腎を補い、血のかたまりを作らないようにして、血管を健康に保つ働きなども持つ。胃腸を温めて、体の中の冷えも改善。

❷の場合

香草：しそ、バジル、オレガノ、タイム、ローリエなどの香りの強い香草類は、エネルギー（気）を巡らせる働きがある。料理のアクセントに使おう。

くるためにさまざまな症状が出るのです（❶）。

ですから、基本の対策はまず、腎を補うことです。腎は年をとると誰しも弱っていくので、男女とも30歳を過ぎたら腎を補う食材を積極的に食べましょう。

そのうえで、イライラや落ち込みが激しい場合（❷）はエネルギー（気《き》）と血《けつ》の巡りが停滞しているので巡らせる。元気が出なくてずっとぐったりしている（❸）なら、エネルギーと血を補う。のぼせたり、のどの渇きが激しいなどの症状がある（❹）なら、潤いを補うというふうに、自分の症状に合った養生をしていきましょう。

また、「病は気から」といいますが、ほてりが出たときに「最近ほてるのよね〜アハハ」と笑い飛ばすほうが症状は軽くすみやすいです。そう楽観的になれない場合はひとりで思い悩まず、早めに専門家に相談しましょう。

❸の場合

魚全般：いわし、にしん、さば、ぶり、さわら、かつお、まぐろ、鮭、舌平目などには、気を補う働きがある。特に青魚は血流を促す働きもあるので、更年期に最適。

❹の場合

ほうれん草：潤いと血を補って、不安定な感情を落ち着かせるような働きがある。

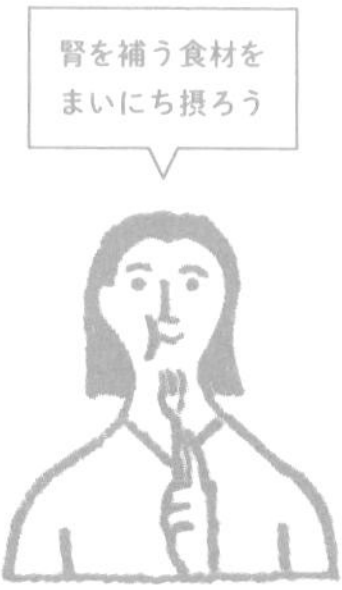

《まいにち》

アレルギー体質

肝 心 **脾** **肺** 腎
気虚 血虚 陰虚
気滞 瘀血 **痰湿**

ガードマン的存在の〝衛気〟の弱り

中医学では、「衛気《えき》」という緩衝材のようなものが体全体を膜のように覆い、外部の刺激から体を守っていると考えます。その衛気の力が弱ると、外部から花粉やホコリなどのアレルゲンやさまざまなウイルスが侵入してしまい、不調を引き起こすのです。暑い、寒いなどの外気温の影響で体調を崩すのも同じ理由。衛気が弱る主な理由は、胃腸が弱っているからです。まずは胃腸の調子を立て直していきましょう。

◎食の養生

さつまいも粥：胃腸の調子が悪いなら、体力と気力を補ってくれる米をお粥にして食べよう。さつまいもも胃腸を整えてくれる。

もち米：胃腸の調子がよい人には、もち米がおすすめ。衛気を養ってくれる作用が強い。アトピー性皮膚炎の人は避けて。

◎暮らしの養生

乾布摩擦：五臓《ごぞう》の肺《はい》が、全身に衛気を巡らせている、肺は皮膚との関係も深いので、肌と毛を刺激すると肺が活性化し、守る力が高まる。素肌でなく服の上からこするのでもいい。

（P147、160のコラムも参考に）

《まいにち》

多汗症、汗が異常に出る

脾 肺
気虚
気滞 痰湿

水分の摂り過ぎが悪循環につながる

汗を多量にかく、また汗が引くのに時間がかかるのは、エネルギー（気《き》）不足で毛穴をキュッと引き締められないことと、体を外部の刺激から守る「衛気《えき》」が弱っているから。真夏はひっきりなしに冷たいものを飲む人が多くいますが、水分が過剰になると胃腸が弱り、胃腸が弱るとエネルギー不足になるので要注意です。手や足の裏、わきの下だけにたくさん汗をかくのは、ストレスで気の巡りが滞っているサインです。

◎食の養生

水分を摂り過ぎない：水分はこまめに少量ずつ摂ること。一度に多く摂ると吸収できない。のどが渇いたら摂る、が基本と考えて。

うなぎ：エネルギー（気）と血《けつ》を補い、ストレスの影響を受けやすい肝《かん》の機能も助けるスーパー食材。

豆類：いんげん豆、黒豆、大豆、枝豆などの豆類は、胃腸の働きを整えて正常にする働きがある。

《まいにち》

尿トラブル（頻尿／尿漏れ）

肝	心	脾	肺	腎
気虚		血虚		陰虚
気滞		瘀血		痰湿

基本は加齢による腎の弱りのサイン

頻尿や尿漏れなどの尿に関するトラブルの主な原因は、加齢に伴う腎《じん》の弱り（❶）で、中高年に多い悩みです。ですから、基本の対策は腎を補うこと。20代など若い年代でこの悩みがある場合は、冷えている（❷）、ほてりやのぼせがある（❸）などの症状に合わせて対策をしていきましょう。実は、単純に水分を摂り過ぎている場合もあります。トイレの回数が多いと思ったら、飲んでいる量を見直してみて。

◎食の養生

❶の場合

ナッツ：栗、くるみ、松の実、カシューナッツなどの木の実は、生命力のかたまりで、腎を補ってくれる。

❷の場合

ねぎ、にら：ねぎには全身を温める、外部から入ってくる寒さを散らすなどの働きがある。にらも寒さを散らし、体内を温めて血行を促す。

❸の場合

ほたて貝：肌や体内に潤いを与え、腎も補う。体を冷やさないように、加熱して食べよう。

《まいにち》

薄毛

腎

血虚

加齢と血の不足によって進行

髪が薄くなってくるのは、腎《じん》の弱り（❶）と血《けつ》の不足（❷）が大きな理由です。加齢とともに薄毛になるのは、腎が弱ってホルモンバランスが崩れ、抜け毛が増えるからです。また、髪は血によって養われているため、出産で大量に出血し、産後に抜け毛が増えて薄毛になったという女性からの悩み相談が多くあります。この場合は、食べ物でしっかり血を補いましょう。睡眠不足も血の不足を招くので要注意です。

◎食の養生

❶❷の場合

枝豆、かつお：どちらも腎と血を補う頼れる食材。旬の時期には積極的に食べよう。

◎暮らしの養生

❶の場合

腎をいたわる：冷え、過剰な性生活、疲れ過ぎなどを避けよう。

❷の場合

こめかみから後頭部をマッサージ：両手の指の腹で、こめかみの横から耳の上、横を通り、後頭部から髪の生えぎわへ向けて細かく縦に指を動かそう。マッサージ効果で、血と気《き》の巡りが促される。

《まいにち》

精力減退

腎 気虚 血虚

悪習慣が腎の弱りを加速させる

精力が減退するのは、基本的に腎《じん》の弱りが原因です。腎が弱る大きな理由は加齢ですが、過労、冷え、運動不足などでも弱るので、それらを避けることを心がけましょう。過労気味なら、まずは休息をとることが大事です。そのほかにも、ファッション重視の薄着や飲食物で体を冷やさない、運動不足ならエレベーターではなく階段を使うようにするなど、腎を弱らせる悪い習慣を見直しましょう。

◎食の養生

むかご：生命力が強い貴重な山の幸で、腎を補う働きに優れるおすすめ食材。

豆類：いんげん豆、黒豆、大豆、枝豆などの豆類は、腎を補うとともに胃腸の働きを正常に整えてくれる。

◎暮らしの養生

足腰を動かす：腎の弱りの原因として、運動不足が思い当たる人は、ウォーキングなどで体を動かしてみよう。足腰を適度に動かすことで、腎が刺激され丈夫になる。

column

8

漢方薬はオーダーメイド 眼鏡のように自分に合わせて選ぼう

たまに、「私、漢方は合わないんですよね」とおっしゃる方がいます。おそらく市販の漢方薬を自分で選んで購入し、試してみたけれど効果がよくわからなかった、という経験があるからだと思います。

でも、それはおそらく、その人が飲んだものが、そのとき、その人の体に合っていなかったのではないかと思います。「私に漢方は合わない」と結論づけてしまわず、ぜひ餅は餅屋で、専門家にご相談ください。

本来の漢方薬はいってみれば眼鏡のようなものです。僕のために作った眼鏡はあなたには合わないですよね。だから本来は、あなた専用のオーダーメイド漢方薬を見立ててもらうのがベストなんです。

また、漢方薬に含まれるあるひとつの成分が合わなかっただけということも考えられます。専門家に相談すれば、合わない成分は何なのかをきちんと探ったうえで、別の漢方薬で対処することができますよ。

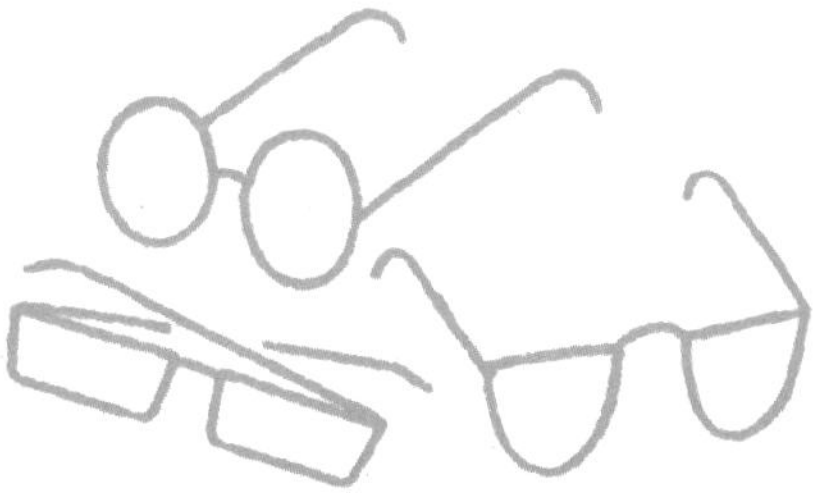

《緊急》

頭痛

肝 心 脾 肺 腎
気虚 血虚 陰虚
気滞 瘀血 痰湿

血流が悪いか、血が足りないか 痛みのタイプで見分けよう

頭痛は痛みを感じている当人にはとてもつらい不調です。痛みに対処するために、鎮痛薬を携帯していたり、常用していたりする人も……。原因も〝痛みの感じ方〟も人によってかなり異なり、その人に合った対策を突き止めるまでに時間がかかりますが、必要に応じて漢方薬も利用しながら、日々の養生で痛みが起きにくい体に整えていきましょう。

◎おすすめ漢方薬

清上蠲痛湯（せいじょうけんつうとう）：❶❷どちらのタイプの頭痛でも使ってよい。片頭痛でも全体が痛む頭痛でも、ストレス性や気圧の変化で起こる頭痛などにも使える。

◎食の養生

❶の場合

黒砂糖：血の滞りやかたまりを解消する働きに加え、胃腸を担う脾《ひ》を温める働きも持つ。甘みが欲しいときは、白砂糖よりも黒砂糖を選ぼう。

❷の場合

なつめ：血はもちろん、気《き》も補うので、生理中、出産後などの女性に最適。甘みが強いのでスイーツ代わり

頭痛は痛みの感じ方の差で、大きくふたつに分けられます。ひとつは、「ここが痛い」という場所がピンポイントではっきりしていて、触られたくないような痛みです。このような痛みは多くの場合、外部から何かが入り、その影響で起こります。例えば、寒いところに長時間いて冷えた、風邪をひいた、強いストレスがかかりイライラして熱が頭の方へ上がったなどの理由で、血流が悪くなり痛みます（❶）。また、体内に瘀血《おけつ》（ドロドロの汚れた血）が多い場合も血流が悪くなるので痛みます。瘀血は偏った食生活や冷えで生まれます。

もうひとつは、頭全体がぼわんと重く痛み、なでたりさすってもらったりすると少し楽になるような痛みです。これは、血《けつ》の不足が原因です（❷）。例えば、生理中から生理後、働き過ぎて疲れているような場合に鈍痛が起こります。暴飲暴食による胃腸の弱りも血の不足につながるので要注意です。

にもなる。

◎暮らしの養生

❶の場合

冷やさない：冷えれば誰しも血流が悪くなるので、普段の生活でも油断大敵。夏場も1枚羽織るものを持つなどを習慣に。

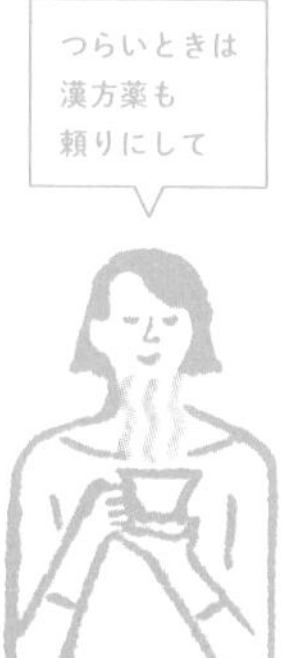

《緊急》

生理痛

ドロドロ血や血の不足が主な原因
温めケアは様子をみながら

肝

気虚 血虚 陰虚
気滞 瘀血 痰湿

生理痛が重いと、毎月苦しい思いをしますね。痛む原因は複数ありますが、主な原因のひとつめは、瘀血《おけつ》（ドロドロの汚れた血）による痛みです（❶）。生理の数日前から初日、2日目に痛みが強く、ピンポイントで「ここが痛い」とわかる刺されるような痛みがあります。経血の色が黒っぽくレバー状のかたまりが出るのが特徴です。この場合、普段から血流

◎おすすめ漢方薬

折衝飲（せっしょういん）：血流を改善する成分と、漢方の痛み止めの成分が入っている。生理痛の原因が❶～❹のどれでも試す価値あり。

◎食の養生

❶の場合

黒砂糖：血の滞りやかたまりを解消する働きも、胃腸を担う脾《ひ》を温める働きもある。粉末タイプなら、料理や飲み物にも使いやすい。

❷の場合

まぐろ、かつお：どちらも血を補ってくれる「赤いもの」であり、両方とも血と気の不足を助けてくれる。

をよくする食材を摂りましょう。

もうひとつは、血《けつ》とエネルギー（気《き》）の不足による痛み（②）。お腹全体に鈍痛があり、だるさや眠気も強いことが多いと思います。お腹をさすると楽になる、生理の後半に痛くなる、経血の色が薄くサラサラなどの特徴があります。疲れで症状が悪化するので、よく眠る、休むを心がけましょう。

これ以外にも、冷えが原因で痛みが強くなる場合（③）、ストレスが原因の場合（④）などもあり、それらが①や②と組み合わさっていることも。③はしぼられるような痛みが続く、④は生理前にお腹や胸が張るなどが特徴です。

痛みが強い場合は鎮痛剤よりも、漢方薬の折衝飲《せっしょういん》がおすすめです。温めて楽になる人は温めてよいですが、おりものが黄色く匂いもあるなど体に熱がこもっている人は、温めると痛みが悪化する場合もあるので避けましょう。

◎押すとよいツボ

①〜④の場合

腎兪（じんゆ）：ウエストのくびれの高さで、背骨から指2本分外側。生理にまつわる不調、むくみ、腰痛などにおすすめ。この腎兪や仙骨を押すのはもちろん、場合によってはカイロなどで温めてもよい。

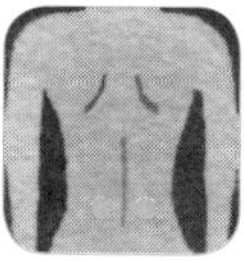

◎暮らしの養生

④の場合

香りで気分を癒やす：クラリセージ、カモミールなどの香りで、気を巡らせてリフレッシュしよう。アロマオイルでのマッサージや、ハーブティーもおすすめ。

《緊急》

胸やけ

脾

気滞　痰湿

気の巡りが本来の逆向きに！水分の摂り過ぎも原因になる

胸のあたりがムカムカする胸やけの原因の基本は、油っこいものや甘いものなど胸やけするようなものを食べたことです。まずは、最近そういう食べ物が多くなかったかを思い出し、摂り過ぎていたなら治まるまでは控えましょう。食欲がわかない場合は、無理して何か食べるよりも一食抜くことをおすすめします。

◎おすすめ漢方薬

半夏瀉心湯（はんげしゃしんとう）：胃腸の働きを整えて、胃もたれや吐き気、嘔吐、下痢、食欲不振などを改善する。

◎食の養生

温きゃべつ：きゃべつは胸やけを改善する作用が優れている。生でなく、湯通ししたきゃべつをそのままか、さっぱりとした味つけで食べよう。

大根おろし：消化を助ける働きが強い大根は、食べ過ぎたときの胸やけに効果的。

レモングラス、ジャスミン：すっきりとした香りがエネルギー（気）を

また、水分や冷たいものの摂り過ぎで胃腸を弱らせ、消化能力が低下しても胸やけが起こります。「油ものなんて食べていないのに」という人は、体によかれと思ってサラダやヘルシーなジュースなど、生ものばかり摂っていないか振り返ってみてください。

胸やけしているときは、本来は下に向かっていかないといけない食べ物が、止まっていたり逆方向に動き出したりしています。すると、ムカムカする、のぼせる、吐き気がするという状態になるので、気の流れを正常に巡らせてあげないといけません。気の巡りを助けてくれる香りの強いものを、食べ物や飲み物などで取り入れましょう。

漢方薬では半夏《はんげ》瀉心湯《しゃしんとう》が胸やけによく効果を発揮します。西洋医学での逆流性食道炎、酸っぱいものが心臓の下あたりから上がってくるようなときにもおすすめです。

巡らせてくれるので、ハーブティーなどで取り入れてみよう。

水分を摂り過ぎない：食べ物には気をつかっていても、飲み物はそこまで気にしていない人も多い。胸やけしやすいならひっきりなしに飲むのはやめて、体温より冷たいものはできるだけ摂らないことを心がけて。

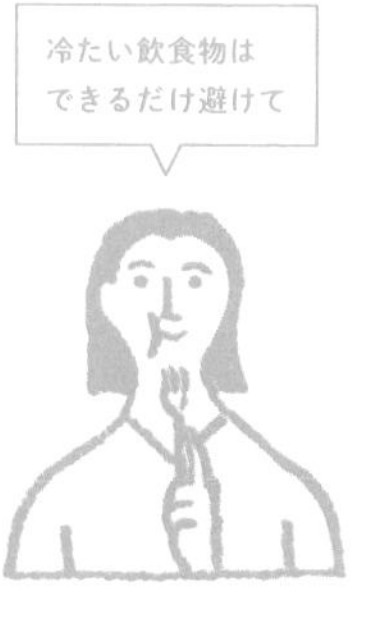

《緊急》

胃痛

ストレスを溜め過ぎのサイン

肝　脾

気滞

ムカムカではなくはっきり痛みがある場合は、食べ過ぎなどではなく、エネルギー（気《き》）の動き、巡りが悪い状態です。西洋医学的にいえば胃酸過多ですが、まず精神的なストレスがかかって気が滞り、その影響で胃の粘膜が薄くなって胃酸過多に。結果、胃痛が起きているので、まずストレスを軽減しつつ、気を巡らせることが大切です。ストレスの自覚がなくても、胃が痛んだら気を巡らせることを心がけて。

◎食の養生

かんきつ類：グレープフルーツ、すだち、みかん、シークワーサーなどのかんきつ類は、気を動かし巡らせてくれる。

お粥、おもゆ：胃がからっぽになると気持ちが悪い場合は、胃腸に負担をかけないお粥やおもゆを食べよう。

◎暮らしの養生

体にやさしい方法でストレス発散：お酒のガブ飲みやお菓子のドカ食いではなく、カラオケやスポーツなど、没頭できて気分がすっきりするストレス発散法をみつけよう。すぐできるのは、ゆっくり深い呼吸をしたり、いい香りを嗅ぐこと。

《緊急》

二日酔い

肝　脾

痰湿

果物の力でお酒の毒を排出

中医学で考えるお酒は、湿熱《しつねつ》のかたまり。飲み過ぎれば体に湿と熱が溜まり、下痢や軟便、吐き気などの胃腸障害があらわれます。のぼせやイライラが起こる場合も。そんなときのおすすめは果物です。果物には〝解酒《げしゅ》〟というお酒の毒を出す働きを持つものが多いので、二日酔いのときに食べるだけでなく、飲みの席でもグレープフルーツなどを使ったお酒を選ぶようにすると、翌日に残りにくいです。

◎食の養生

果物：グレープフルーツ、柿、ゆず、梨、ざくろ、りんご、すいか、ラズベリーなどの果物には、お酒の毒を取り除いて二日酔いの症状を緩和させる働きがある。

焼き柿：柿を焼いたものは、お酒の毒を出しやすくしてくれる。ヘタを落とし、残った実の中心に十字に切り込みを入れ、オーブンやトースターで10分ほど焼こう。

貝類：しじみ、あさり、牡蠣などの貝類は肝《かん》の機能を助け、二日酔いを改善する。しじみの味噌汁は漢方的にも理にかなっている。

《緊急》

下痢

冷たい食べ物や乳製品にご注意を

脾　痰湿

突発的な下痢はほとんどの場合、胃腸を直接冷やしたことが原因です。すぐに改善したいときは、漢方薬の藿香正気散《かっこうしょうきさん》が役立ちます。通常、寒さや冷えは外から入りますが、急な下痢の場合は冷たい飲み物や食べ物が体の内側を直接冷やしています。日本人は乳製品が苦手な人も多いので、冷たい牛乳などは要注意。食あたりの場合は発熱や嘔吐《おうと》を伴うので、その場合は病院へ。

◎おすすめ漢方薬

藿香正気散（かっこうしょうきさん）：体の余分な水分を排出する働きをするので、冷たいものを摂り過ぎてお腹が下ったときに。急性胃腸炎、下痢、全身の倦怠感《けんたいかん》などを改善する。

◎食の養生

温かいものを飲む：胃腸を直接冷やしてしまったのだから、体温より高い温度のもので温めよう。ただし、コーヒーのような刺激物ではなく、白湯などを。

はとむぎ茶：余分な水分を出す働きと、胃腸の働きを整える働きがあるので下痢のときにおすすめ。温かくして飲もう。

《緊急》
寒気

脾 肺 腎
気虚 血虚

ツボを温めつつ胃腸ケアを

寒い屋外に出て急にくしゃみを連発したり、風邪のひきはじめのゾクゾクする寒気《さむけ》を感じるときは、体を守っているガードマンの「衛気《えき》」が少なくなっています。すぐできる対策は、背中にある風門《ふうもん》というツボとその周りを温めること。外出時などに長時間温める場合は、お腹や腰にカイロを当てましょう。衛気は胃腸が弱ると減っていくので、油ものや辛いものは控えるなどの胃腸のケアも心がけて。

◎暮らしの養生

ドライヤーで風門（ふうもん）を温める：下を向いたとき首に大きくぼこっと出っ張る骨を目印として、下にふたつめの骨の、指2本分ほど外側、左右両方にあるのが風門のツボ。ちょうど肩甲骨の間くらいです。風邪は、この風門と最初に目印にした骨を結ぶ三角形の部分から体内に入るといわれるので、このエリアをドライヤーで温めよう。長時間行うとだるくなってしまうので、長くても3分くらいに。

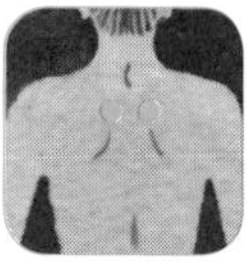

《緊急》

くしゃみ

脾　肺

気虚

痰湿

外から寒さが入り冷えたサイン

くしゃみが出るのは、「寒邪《かんじゃ》（外部からくる冷え）」で体が冷えたから。基本の対策は、温めて邪気を散らすことです。体を温める食材を摂って、軽く発汗させましょう。たいていは風邪のひきはじめで体力も落ちているので、運動ではなく、軽くお風呂で発汗する程度に。体を守っているバリアの「衛《え》気《き》」が足りなくなっていることも原因のひとつなので、衛気を補うために胃腸もいたわりましょう。

◎食の養生

ねぎ、にら、しょうが、唐辛子：寒さを散らし、体を温めて冷えの症状を緩和する食材を摂って、軽く発汗を促そう。

しょうが湯：生のしょうがをすってお湯に入れて飲むだけ。簡単で確実に体を温めてくれる。

《緊急》

のどの痛み、腫れ

肺

気虚　陰虚

外部から乾燥や熱の邪気が侵入！

のどが痛むのは、体を外部の刺激から守っているバリアの「衛気《えき》」が弱り、乾燥や熱などが体に入り込んだ結果です。炎症が起きて赤く腫《は》れているようなときは、ほとんどの場合、熱の邪気が原因。熱をとりながら潤いを補給する食べ物を摂りましょう。また、乾燥した場所に長時間いれば当然体も乾燥するので、オフィスや自宅の乾燥が気になるなら、加湿器を使うなどの対策もしてくださいね。

◎食の養生

大根のはちみつがけ：大根をひと口大に切り、はちみつをかけて食べよう。大根には呼吸器系を潤して痰《たん》を排出する働きがあり、はちみつには乾燥を防ぐ働きや咳を鎮める働きがある。

れんこんのおろし汁：生のれんこんをおろして、そのおろし汁を飲もう。れんこんは水《すい》を生んで体内を潤わせ、呼吸器系の炎症を鎮める働きを持つ。

ミント：のどの腫れ、痛みをやわらげる働きに優れている。生の葉が食べづらければ、ハーブティーで。

《緊急》

咳

肝　肺　陰虚　気滞　痰湿

痰をみて状態に合わせた対処を

咳が出る場合、中医学ではまず痰《たん》をみて体の状態を判断します。痰が多くて水っぽく透明な場合（❶）は、冷えた邪気が体の中に入っているのでまず温めます。量は少なく黄色っぽい場合（❷）は、体内に熱がこもっているので熱を冷まし、炎症を止めます。また、痰が出ないような空咳、乾いた咳のとき（❸）は潤い不足なので、潤いを補います。肺《はい》を潤す働きのある梨を電子レンジで温めて食べるのもおすすめ。

◎おすすめ漢方薬

❶の場合
小青竜湯（しょうせいりゅうとう）：水分バランスを調整し、発汗作用もあるので、冷えが原因の咳に。

❷の場合
麻杏甘石湯（まきょうかんせきとう）：痰を出しやすくして呼吸を楽にする。激しい咳が出てゼーゼーいうときに。

❸の場合
麦門冬湯（ばくもんどうとう）：体全体に潤いを補給するので、のどの気道や粘膜も潤わせる。

＊いずれも長期間使うためのものではない。最大4日を目安にして、それ以上飲む場合は専門家に相談を。

column
9

葛根湯が効くのは2日だけ!?
漢方薬は選び方・飲み方が重要

「風邪には葛根湯《かっこんとう》」と覚えている人が多いと思います。葛根湯はひき始めの瞬間に飲めばとてもよく効きますが、飲むタイミングが遅れると意味がありません。葛根湯が本来の実力を発揮するのはひき始めの2日間ほど。また、ゾクゾクと寒気がする風邪の場合だけです。

このように、漢方薬は症状と体質を見極めて適材適所なものを飲めばとてもよく効くし、使うタイミングが違う、その中の成分のひとつがその人に合わない、などの理由で効かない場合もあります。

漢方薬は自然界にあるものから成分を抽出し、目的に合わせて調合した薬ですが、成分が1種類ではなく、さまざまな目的と働きのものがブレンドされているのが特徴です。ひとつの症状に対して使える漢方薬が複数ある場合も多く、同じ薬でも効く人、効かない人がいます。ですから、もし自分で選ぶのが難しければ、ぜひ専門家に相談してください。

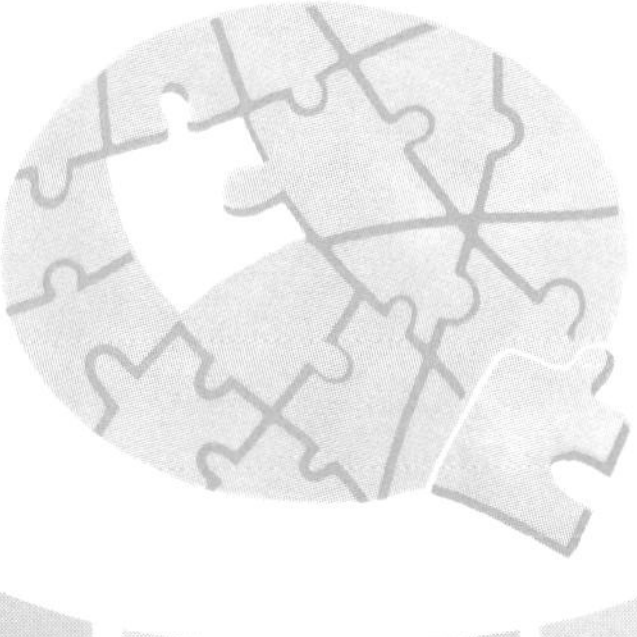

《緊急》

熱中症

心 血虚 陰虚

とにかく冷やして熱を下げる

熱中症になったときは、基本的には病院へ行きましょう。すぐに救急車が来ないなどの場合は、日陰に移る、服をゆるめる、水分を摂るなどの基本の行動でとにかく冷やす、熱を冷ますことを優先します。特に小さい子どもとお年寄りは体温調節が苦手なので、気をつけてあげましょう。漢方薬の中では白虎湯《びゃっことう》という薬が解熱の働きを持ち、中医学での熱中症のような症状に使うので、困ったときには使えます。

◎おすすめ漢方薬

白虎湯（びゃっことう）：熱をとる働きに優れた漢方薬。とにかく熱をとりたい場合はおすすめ。

＊似た名称のものに、白虎加人参湯（びゃっこかにんじんとう）がある。こちらは緊急時ではなく、熱中症の回復期の熱がまだこもっていて疲労感も強い場合などに使う。

◎暮らしの養生

正しく水分を摂取する：屋外に長時間いる予定があるなら、その前に水を1杯飲んでおこう。屋外にいてのどが渇いたら水をちゃんと飲む、屋内の涼しい場所にいるなら飲み過ぎない、というのが水分摂取の基本。

《緊急》

耳鳴り

肝 腎

気滞 瘀血

早期治療で改善の可能性が高まる

すぐに治療を始めれば改善することが多いので、耳鳴りが起きたら放置せず病院へ行きましょう。中医学的には、キーンという高い音が聞こえるのは、肝《かん》が弱りエネルギー（気《き》）の巡りが滞っているから（❶）。ゴーという低い音が鳴っていて、耳を手でぐっと押さえると止まるのは、腎《じん》の弱りが原因です（❷）。漢方薬のみでの全快は難しいのですが、西洋医学の治療との併用はおすすめです。

◎おすすめ漢方薬

❶の場合

耳鳴丸（じめいがん）：弱っている腎を補い、主に❶のような肝の弱りによる貧血性の耳鳴りによく働く。

◎暮らしの養生

❶❷の場合

耳鳴りの波を把握しよう：自分の耳鳴りがいつ強くなるのか、朝なのか、夕方なのか。また、何かきっかけがあって悪くなるのなら、疲れたときか、イライラしたときなのか。自分の耳鳴りの波や特徴を知るだけでも不安が軽減し、解決策をみつけやすくなる。

《緊急》

乗り物酔い

肝　脾

気滞　痰湿

胃腸の弱りを普段からケアして

乗り物酔いは、胃腸が弱っていて体内に余分なドロドロしたもの「痰湿《たんしつ》」が溜まっていると起こりやすくなります。頭部に痰湿が溜まると、頭の重さやふらつき、めまいとなります。または、痰湿が胃腸に溜まることで吐き気をもよおすのです。乗り物酔いしやすい人は、普段から胃腸に負担をかけないようにしましょう。予防にも酔ってしまったときも、内《ない》関《かん》というツボがおすすめです。

◎暮らしの養生

遠くをみる：感覚が敏感な人は、外部の情報が入り過ぎることで酔ってしまう。近くではなく遠くの風景をみるようにすれば、目から入ってくる情報が減るので酔いにくくなる。

◎押すとよいツボ

内関（ないかん）：手のひらを上にして、手首の横に走るシワから指3本分ひじ側の、親指側の腱《けん》と次の腱の間。消化器系の不調をやわらげるツボ。内関に米粒をテープで貼ってもよい。

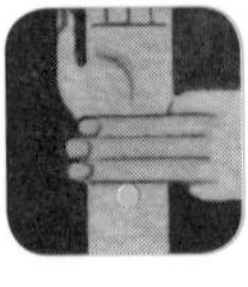

《緊急》

こむら返り

肝 脾 血虚 瘀血

血の不足かドロドロのサイン

夜中に突然足がつって悶絶、プールで足がつってパニックという経験のある人は多いと思います。原因はいくつかありますが、大きな原因は血《けつ》の不足（❶）。筋肉に栄養が与えられず、ひきつるのです。また、寒さでつるタイプはドロドロ血（瘀血《おけつ》）が原因（❷）。瘀血で血行不良になり、やはり筋肉に栄養が届かなくてつるのです。すぐにどうにかしたい場合は、漢方薬の芍薬甘草湯《しゃくやくかんぞうとう》を頓服《とんぷく》として使いましょう。

◎おすすめ漢方薬

芍薬甘草湯（しゃくやくかんぞうとう）：筋肉をゆるめる働きで、つっぱりや痙攣《けいれん》、こむら返りなどをやわらげる。❶❷のどちらにも有効だが、治療薬ではなく頓服薬。

◎食の養生

❶❷の場合

いかとこんにゃくの煮物：血を補ってくれるいかと、血の滞りを解消するこんにゃくを、しょうゆ、みりん、料理酒で甘辛く煮よう。

◎暮らしの養生

冷やさない：足がつりやすい人は、普段から足を冷やさないように。

体を構成する3要素の状態がわかる!

気《き》血《けつ》水《すい》チェックリスト☑

このチェックリストでは、全身に起こる不調などを参考に、
気・血・水が今どのような状態かを知ることができます。
それぞれの項目の内容に関して、その一部でも当てはまれば
チェックを入れましょう。チェックがすんだら、
以下にそれぞれ該当した数を記入してください。

☑ チェックを入れた項目の数

気虚	個	血虚	個	陰虚	個
気滞	個	瘀血	個	痰湿	個

5つ以上当てはまった場合には、よく漢方診断で用いられるこれらのタイプに該当すると考えられます。また、複数に該当した人は、複合タイプです。気血水の不足や過剰が起こっていたり、状態が悪いということなので、食事や生活習慣を改善し、気血水のバランスを整えましょう。

気虚《ききょ》

（気が足りない状態）

- [ ] だるい、疲れやすい
- [ ] 動悸や息切れを起こしやすい
- [ ] 朝なかなか起きられない
- [ ] よく風邪をひく
- [ ] 冷えやすい
- [ ] 筋力がない
- [ ] 胃もたれ、食欲不振がある
- [ ] 下痢や軟便がある
- [ ] 汗をかきやすい、なかなか汗が止まらない
- [ ] クヨクヨしやすい
- [ ] 舌の状態…全体的に淡い色で、舌の縁に歯形がつく
- [ ] 生理の状態…周期が短い／生理中は体調がすぐれない
- [ ] 食の傾向…甘いものをよく食べる

気滞《きたい》

（気の巡りが悪い状態）

- [ ] 怒りっぽくて、イライラしやすい
- [ ] 情緒不安定で落ち込みやすい
- [ ] なんとなく憂鬱で、ため息が多い
- [ ] 緊張やストレスに弱い
- [ ] ゲップやおならがよく出る
- [ ] 下痢と便秘を繰り返す
- [ ] のどに何かつまったような感じがある
- [ ] 眉間にシワがある
- [ ] 食欲にムラがある
- [ ] 敏感で疑り深い
- [ ] 舌の状態…両側の赤さが目立つ
- [ ] 生理の状態…PMSがひどく、生理が始まると楽になる／生理不順
- [ ] 食の傾向…香りのいいもの（ハーブ、かんきつ類など）が好きでよく食べる

血虚《けっきょ》
（血が足りない状態）

- □ 肌が乾燥しやすい
- □ 顔色が青白く、つやがない
- □ 髪がパサつき抜けやすい
- □ めまいや立ちくらみがする
- □ 目が疲れやすい
- □ 爪が割れやすく白っぽい
- □ 眠りが浅く、夢をよく見る
- □ 動悸《どうき》がする
- □ 不安感が強い
- □ 頭がぼーっとして集中できない
- □ 舌の状態…色が淡く、舌自体が薄い
- □ 生理の状態…経血量が少ない／生理が遅れがち／生理に伴う頭痛がある
- □ 食の傾向…魚や肉をあまり食べない、偏食である

瘀血《おけつ》
（血が汚れてドロドロになった状態）

- □ 肩や背中がこりやすい
- □ 頭痛や腰痛などがある
- □ 顔色がくすんでいる
- □ しみやそばかすが多い
- □ 目の下にクマがある
- □ 唇の色が紫っぽい
- □ しこりやポリープがある
- □ 便が黒っぽい
- □ 手足の先の冷えやしびれがある
- □ よく物忘れをする
- □ 舌の状態…暗赤色または紫色で、舌の裏の静脈が浮き出ている
- □ 生理の状態…ひどい生理痛がある／経血の色が黒ずみ、かたまりが混じる
- □ 食の傾向…脂っこいもの、甘いもの、冷たいもの*などをよく食べる

*冷たいもの＝体温より冷たい食べ物すべてです。アイスクリームなどはもちろんですが、生野菜サラダやヨーグルトなども含まれます。

陰虚《いんきょ》
（水が足りない状態）

- [ ] のどがよく渇く
- [ ] 頬が赤みを帯びている
- [ ] 手足がほてる、顔や頭がのぼせやすい
- [ ] 目が乾燥する、ドライアイ
- [ ] 乾いた咳が出る
- [ ] コロコロの硬い便が出る
- [ ] 足腰がだるい
- [ ] 寝汗をよくかく
- [ ] 午後から微熱が出る
- [ ] やせ型である
- [ ] 舌の状態…全体的に赤く乾燥していて、亀裂が入っていることもあり、舌苔は少ない
- [ ] 生理の状態…周期が短い
- [ ] 食の傾向…冷たい飲み物をよく飲む

痰湿《たんしつ》
（水が多くなりすぎ、汚れてドロドロになった状態）

- [ ] 全身が重だるい
- [ ] 顔や手足がむくみやすい
- [ ] 雨の日に体調を崩しやすい
- [ ] めまいや吐き気がある
- [ ] 痰がよく出る
- [ ] 胃のむかつきや胸のつかえを感じる
- [ ] 関節のこわばりがある
- [ ] 吹き出物ができやすい
- [ ] 下痢や軟便が多い
- [ ] 太り気味、ぽっちゃり体型である
- [ ] 舌の状態…ぼてっとした大きな舌で、舌苔（白色・黄色）は厚く粘りけがある
- [ ] 生理の状態…周期が長くなる／経血がドロッとしている
- [ ] 食の傾向…脂っこいもの、甘いもの、味の濃いものなどをよく食べる、水分を多く摂っている

おすすめ食材一覧表

養生法で紹介したものを中心に、おすすめの食材を効能別にご紹介します。まいにちの食事の参考にしてください。五臓の働きを助ける食材については、以下のページをご覧ください。

肝《かん》の働きを助ける食材…P171
心《しん》の働きを助ける食材…P175
脾《ひ》の働きを助ける食材…P179
肺《はい》の働きを助ける食材…P183
腎《じん》の働きを助ける食材…P187

不足した血を補う食材

ほうれん草、にんじん、パセリ、黒きくらげ、黒豆、ぶどう、かつお、ぶり、まぐろ、いか、たこ、あさり、牡蠣、ひじき、レバー(牛・鶏・豚)、クコの実、なつめ、プルーン、黒ごま

滞った気を巡らせる食材

ピーマン、玉ねぎ、春菊、みょうが、しそ、三つ葉、バジル、オレガノ、タイム、グレープフルーツ、みかん、すだち、ライチ、そば、クミン、ターメリック、カルダモン、ナツメグ、ハーブティー

血行をよくする食材

玉ねぎ、なす、チンゲン菜、クレソン、にら、みょうが、エシャロット、納豆、黒米、こんにゃく、ブルーベリー、桃、いわし、さば、ししゃも、さんま、鮭、うなぎ、かに、味噌、お酢、黒砂糖

不要物を排出する食材

玉ねぎ、大根、水菜、かぼちゃ、里芋、えのきだけ、なめこ、緑豆もやし、しょうが、こんにゃく、寒天、ししゃも、あさり、昆布、もずく、海苔、アーモンド、カシューナッツ、豆乳、ウーロン茶

不足した気を補う食材

いも類、かぼちゃ、きのこ類、豆類、かぶ、アボカド、ぶどう、さくらんぼ、納豆、豆腐、うずらの卵、玄米、もち米、いわし、たら、ぶり、うなぎ、えび、牛肉、鶏肉、豚肉、米麹

余分な水分を出す食材

きゅうり、なす、とうもろこし、アスパラガス、もやし、あずき、すいか、玄米、牛タン、鴨肉、はとむぎ茶

余分な熱を冷ます食材

きゅうり、なす、トマト、白菜、水菜、キウイフルーツ、バナナ、メロン、梨、柿、りんご、豆腐、あさり、菊花茶

温めて冷えを撃退する食材

玉ねぎ、ねぎ、にら、エシャロット、しそ、しょうが、まぐろ、えび、羊肉、唐辛子、こしょう、山椒、シナモン

潤いを補う食材

きゅうり、トマト、小松菜、ほうれん草、アスパラガス、山芋、白きくらげ、キウイフルーツ、メロン、梨、豆腐、ほたて貝、鴨肉、乳製品（牛乳、ヨーグルト、チーズ）、白ごま、はちみつ、豆乳

おわりに

まいにちの天気が違うように、季節が移り変わるように、私たちも日々変化し続けています。それは飲食、活動、睡眠、天候、ストレス、考えていること、すべてがそのときどきで異なるからです。

体やこころは、そういった日々の影響を受けて変化していきます。そしてその変化が負担になっているとき、さまざまなサインを出します。

中医学には、そのサインが何を示しているのかを見分ける知恵が蓄積されています。それが本書でご紹介した望診《ぼうしん》です。

私が行っている漢方相談も、相談者さんの顔をみることから始まるといっても過言ではありません。顔色、肌の状態、瞳の輝きはもちろん、べーっと舌を出していただきそこにあらわれているサインを読み解きます。それだけで体調やこころの状態、生活習慣まで言い当てるので驚かれることもありますが、決して占いのようなものではなく、中医学の理論に基づいて判断しているのです。

長い経験と先人たちの努力によって編み出された知恵の恩恵にあずかり、それらを読み取り、適切に対応していけば、体もこころも健やかな状態で暮らすことができます。それは健康寿命を延ばすことにもつながります。ぜひセルフ望診を習慣にして、顔にあらわれるさまざまなヒントを拾い上げ、まいにちの養生にお役立てください。

養生とは、転ばぬ先の杖で、健康に元気に生きるための指標です。病気になってから治療を始めるというのは、先人の言葉を借りるなら「のどが渇いてから井戸を掘り始めるようなもの。これが手遅れでないとなぜ言えようか」ということです。

病は避けることが大切です。ゆるーい養生を続けていれば、たとえ病がやってきても被害を最小限に抑えて、それを通過させることができます。そのためにこの本を活用していただければ幸いです。

櫻井大典

初夏の風が心地よい日に

【著者紹介】

櫻井大典（さくらい・だいすけ）

国際中医専門員。日本中医薬研究会会員。漢方コンサルタント。漢方薬局の三代目として生まれる。アメリカのカリフォルニア州立大学で心理学や代替医療を学び、帰国後はイスクラ中医薬研修塾で中医学を学ぶ。中国の首都医科大学附属北京中医医院や雲南省中医医院での研修を修了し、国際中医専門員A級資格を取得。現在は年間5000件以上の相談に応じ、より健やかに生きるための中医学の知恵をわかりやすく伝えている。Twitterで発信されるやさしいメッセージと実践しやすい養生法も大人気で、フォロワー数は15万人超。

公式Twitter @PandaKanpo

【参考文献】

『素問』小曽戸丈夫 新釈、小曽戸丈夫・小曽戸洋 著（たにぐち書店）
『中医学ってなんだろう　①人間のしくみ』
小金井信宏 著（東洋学術出版社）
『薬膳食典 食物性味表』
日本中医食養学会 編著、日本中医学院 監修（燎原書店）
『自分でできる中国家庭医学　“抗老防衰”5つの知恵』
猪越恭也 著（農山漁村文化協会）
『顔をみれば病気がわかる』猪越恭也 著（草思社）
『顔をみて病気をチェックする本』猪越恭也 著（PHP研究所）
『図説東洋医学 基礎編』山田光胤・代田文彦 著（学研プラス）

デザイン　漆原悠一、松本千紘（tento）
イラスト　白尾可奈子
編集協力　斎藤真知子、出雲安見子
校閲　フライス・バーン
DTP　株式会社グレン

漢方的おうち健診

顔をみるだけで不調と養生法がわかる

2021年 7 月13日　第1刷発行
2021年10月18日　第5刷発行

著　者　櫻井大典
発行者　中村公則
編集人　滝口勝弘
編集担当　酒井靖宏
発行所　株式会社 学研プラス
　〒141-8415 東京都品川区西五反田 2-11-8
印刷所　大日本印刷株式会社

《この本に関する各種お問い合わせ先》
本の内容については、下記サイトのお問い合わせフォームよりお願いします。
https://gakken-plus.co.jp/contact/
在庫については　Tel 03-6431-1250（販売部）
不良品（落丁、乱丁）については　Tel 0570-000577
学研業務センター　〒354-0045 埼玉県入間郡三芳町上富279-1
上記以外のお問い合わせは　Tel 0570-056-710（学研グループ総合案内）

学研の書籍・雑誌についての新刊情報・詳細情報は、下記をご覧ください。
学研出版サイト https://hon.gakken.jp/